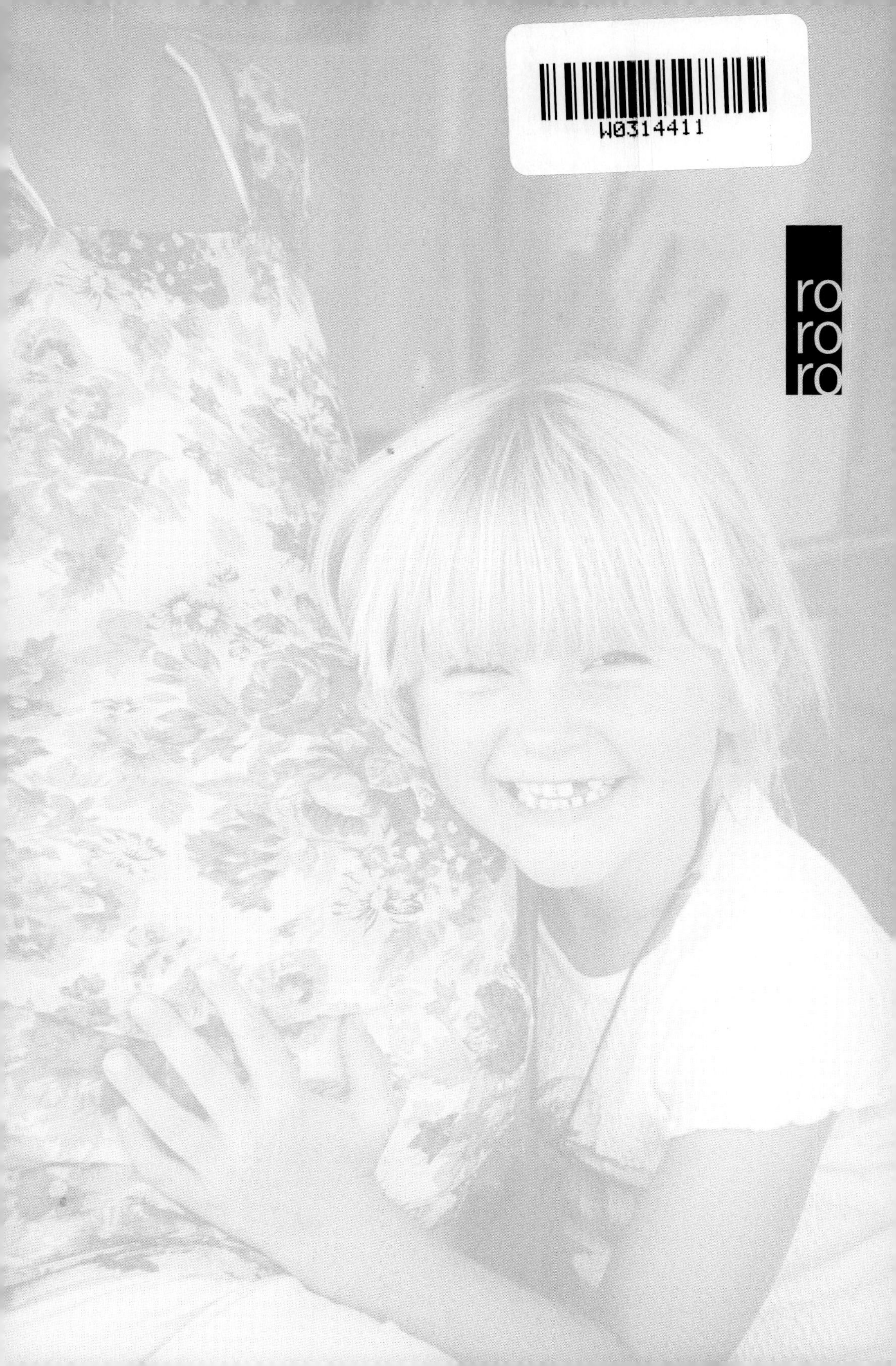
rororo

mit kindern LEBEN

HERAUSGEGEBEN VON BERNHARD SCHÖN UND BERND GOTTWALD

ZU DIESEM BUCH

Dieser praktische Ratgeber möchte Sie ermutigen, sich gut informiert, selbstbewusst und aktiv auf das bewegende und einmalige Ereignis der Geburt einzustimmen. Sachliche Informationen und zahlreiche praktische Tipps helfen Ihnen, sich im Dschungel der medizinischen Angebote zurechtzufinden und Ihre persönliche Entscheidung zu treffen, welche der zahlreichen Möglichkeiten Sie annehmen möchten und welche nicht. Als Hebamme möchte ich Sie darin bestärken, auf Ihre eigenen Kräfte und Fähigkeiten zu vertrauen und die Botschaften Ihres Körpers aktiv in die jeweilige Situation einzubeziehen. Mein Buch ist für alle Frauen und Männer geschrieben, die die Geburt ihres Kindes bewusst und eigenverantwortlich erleben möchten.

Birgit Laue, exam. Hebamme mit langjähriger Erfahrung in klinischer, außerklinischer und Hausgeburtshilfe. Lehrerin für Gesundheitsfachberufe. Medizinische Fachautorin: In der Reihe «Mit Kindern leben» erschienen «Ich bin schwanger: natürlich pflegen und heilen» (Nr. 60997) und (gem. mit Angelika Salomon) «Kinder natürlich heilen» (Nr. 61703).

Birgit Laue

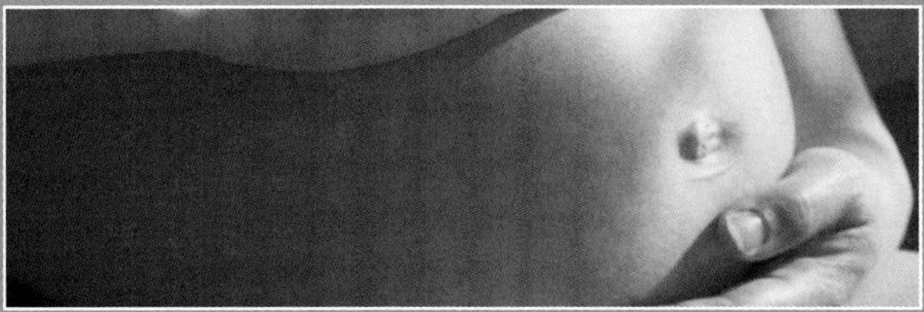

100 Fragen: Geburt

• *Aus der Hebammensprechstunde*
• *Mit großem Serviceteil*

Rowohlt Taschenbuch Verlag

In Kooperation mit babyclub.de

Wichtiger Hinweis:
Alle Ratschläge und Informationen sind sorgfältig geprüft und erwogen. Jeder Leser ist aufgefordert, eigenverantwortlich zu handeln und in Fällen ernsthafter Erkrankungen sowie bei unklaren Symptomen rechtzeitig ärztliche Hilfe einzuholen. Auch beim Einsatz von naturheilkundlichen Mitteln muss auf genaue Anwendung und Dosierung geachtet werden. Irrtümer und Druckfehler sind vorbehalten. Garantie und Haftungsansprüche jeder Art sind ausgeschlossen.

Originalausgabe
Veröffentlicht im Rowohlt Taschenbuch Verlag, Reinbek bei Hamburg, Januar 2004

Redaktion Bernhard Schön
Umschlaggestaltung any.way, Barbara Hanke / Martina Kloke
Fotografie (Titel) Mauritius, (Rückseite und Innenteil) Angelika Salomon, Harald Stengel (S. 12)
Reihenlayout Christine Lohmann
Satz Photina und Meta PostScript, QuarkXPress 4.11
Gesamtherstellung Clausen & Bosse, Leck
Printed in Germany
ISBN 3 499 61716 1

Die Schreibweise entspricht den Regeln der neuen Rechtschreibung.

War ich ein Falter
vor meiner Geburt
ein Baum oder ein Stern

Ich habe es vergessen

Aber ich weiß
dass ich war und sein werde

Augenblicke aus Ewigkeit

Rose Ausländer

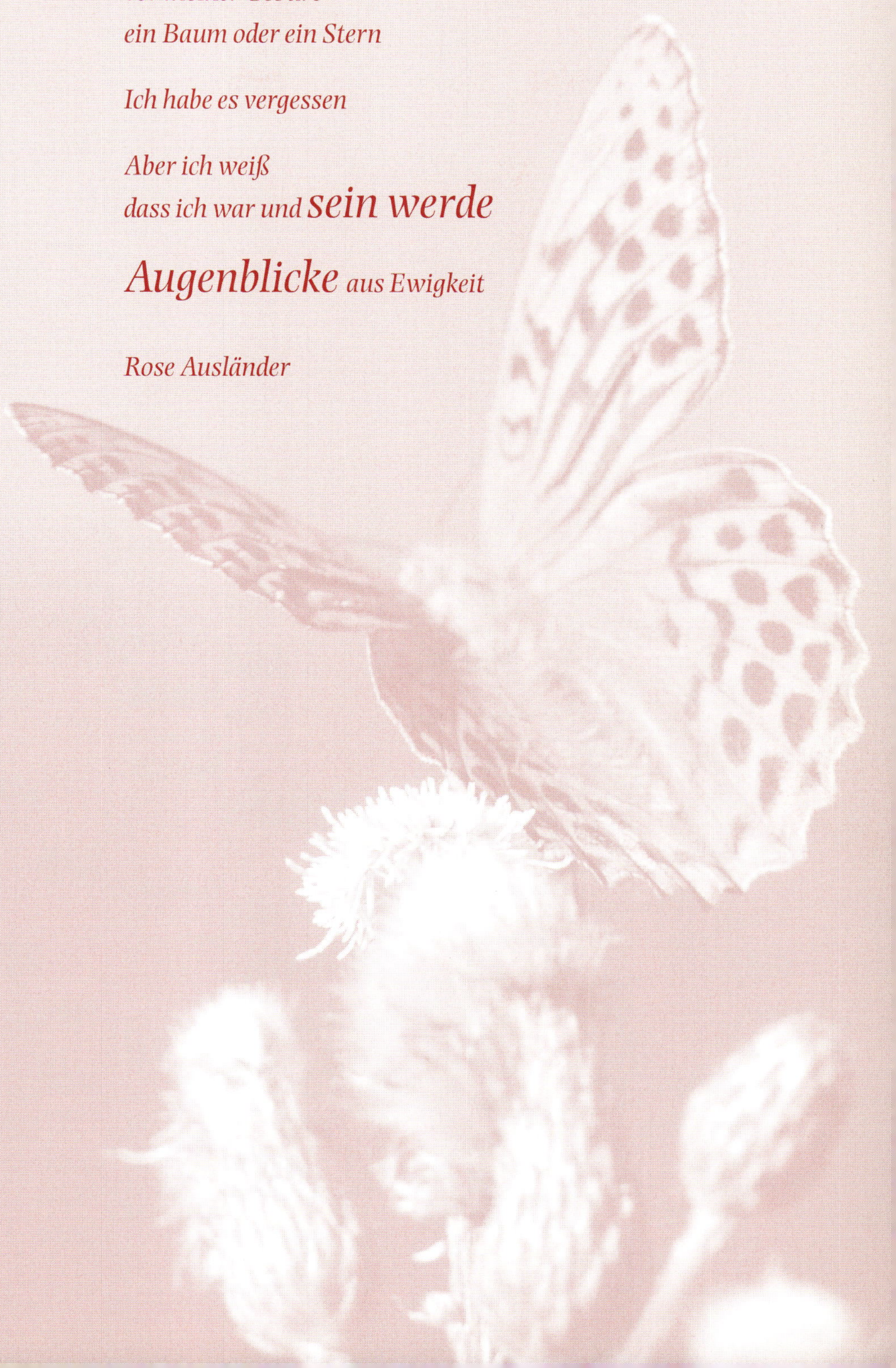

Inhalt

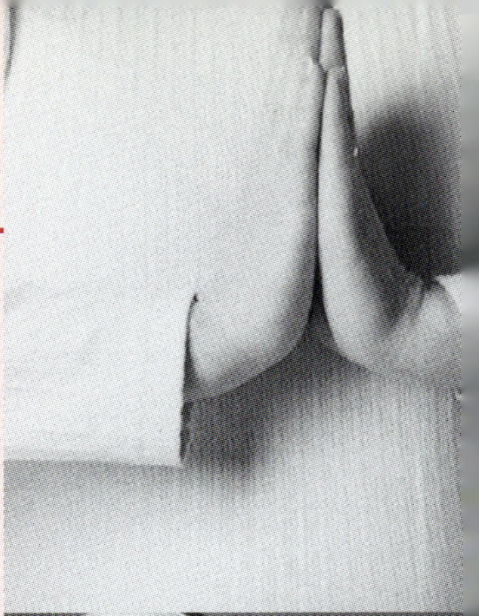

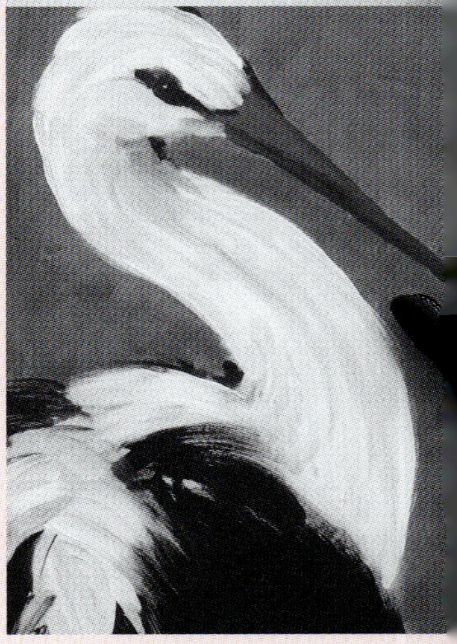

KAPITEL 3 I
Der Geburtstermin rückt näher 41

KAPITEL 4 I
Wenn das Baby nicht zur rechten Zeit kommt 57

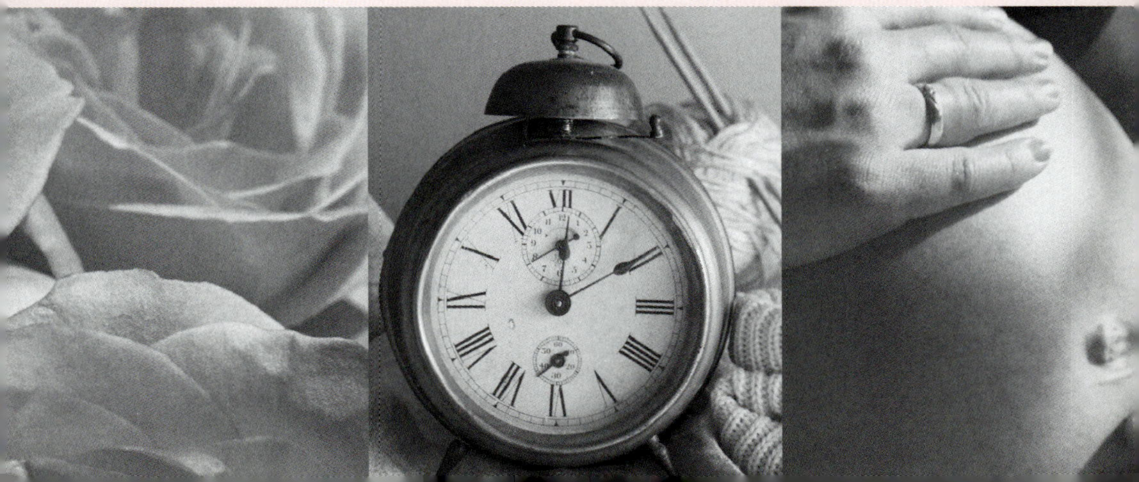

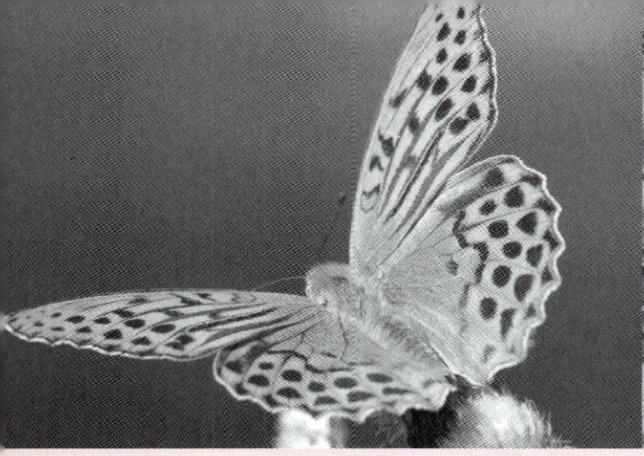

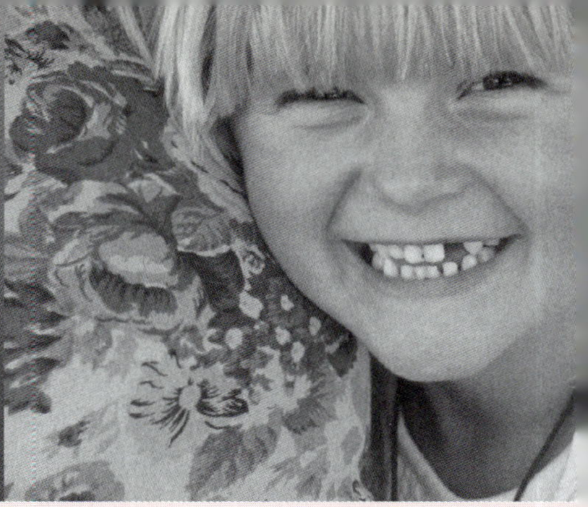

Kapitel 7 |
Endlich angekommen: Die Zeit kurz nach der Geburt 91

Fragen: Nr. 86 bis 100

Serviceteil

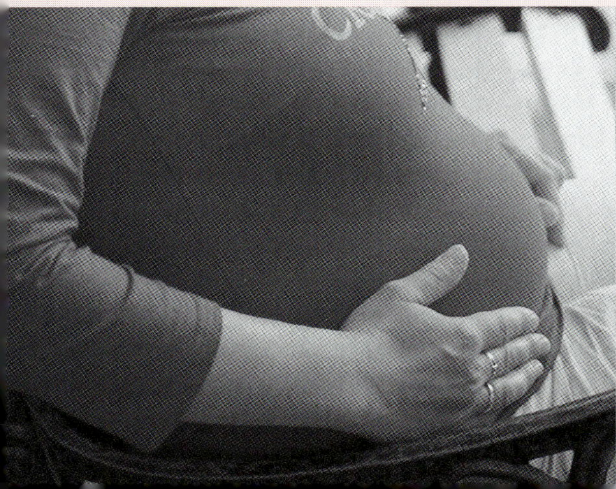

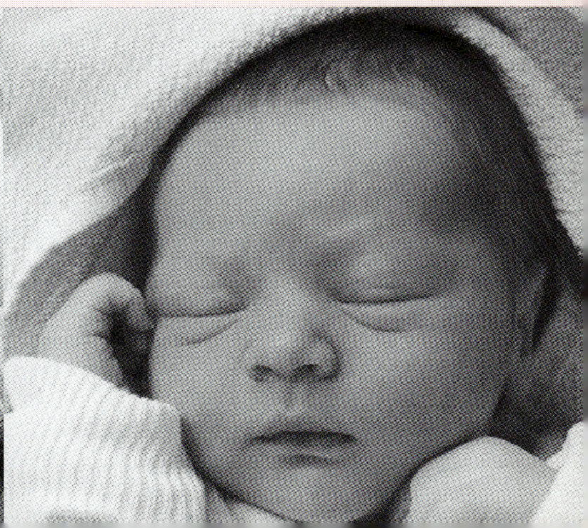

Ein Wort zuvor

Liebe werdende Eltern,
wenn Sie dieses Buch zur Hand nehmen, geht «Ihre» Schwangerschaft sicherlich bald dem Ende entgegen. Bestimmt freuen Sie sich schon riesig und können die Ankunft Ihres Babys bald nicht mehr erwarten. Vielleicht haben Sie hin und wieder aber auch sehr gemischte Gefühle, Zweifel und möglicherweise sogar Ängste, wenn Sie an die Geburt denken.

Dann geht es Ihnen wie den meisten werdenden Eltern, denn Schwangerschaft und Geburt sind, besonders beim ersten Kind, völlig neuartige und umwälzende Lebenserfahrungen. Es wäre eher unnatürlich, vor einem solch einschneidenden Erlebnis keine Befürchtungen zu haben.

Die meisten jungen Eltern können heute nicht mehr einfach vertrauensvoll auf den Rat und die Unterstützung früherer Generationen zurückgreifen. Sie müssen sich ihren eigenen, individuellen Weg durch eine Flut von unterschiedlichsten Informationen bahnen und Entscheidungen treffen, von denen unsere Vorgenerationen noch gar nichts ahnen konnten. Das ist nicht immer einfach, und häufig fühlen sich «schwangere Eltern» dabei verunsichert und allein gelassen.

Zahlreiche wissenschaftliche Forschungen und Untersuchungen haben sich in den letzten Jahrzehnten auch der Geburtsmedizin gewidmet. Nie zuvor in der Geschichte der Geburtshilfe war das Wissen um die medizinischen und technologischen Möglichkeiten so groß wie heute. Der daraus resultierende Fortschritt hat uns wichtige Erkenntnisse zum Wohl von Mutter und Kind gebracht. Das ist nicht von der Hand zu weisen.

Er hat aber auch bewirkt, dass Eltern heute weniger denn je über die normalen und natürlichen Vorgänge rund um die Geburt wissen. Sie haben aufgrund der ständigen Schilderungen über mögliche Gefahren ein hochgradiges Sicherheitsbedürfnis entwickelt, das den Zugang zu ihren eigenen Gefühlen, Empfindungen, Fähigkeiten und Kräften erschwert. Die sensationslustige Aufbereitung geburtsmedizinischer Eingriffe in den Medien wuchert mit vorhandenen Ängsten und trägt so ein Übriges zur steten Verunsicherung bei, meist ohne auch nur einen Blick auf die schönen und gesunden Seiten des Elternwerdens zu werfen. Hebammen aber erleben gerade diese tagtäglich und wissen, was werdende und junge Eltern wirklich bewegt.

Mit diesem Buch möchte ich Ihnen deshalb gerne meine jahrelangen Erfahrungen und mein Wissen zur Seite stellen: Es gibt Ihnen leicht verständliche und eindeutige Antworten auf unterschiedlichste Fragen und möchte Ihnen so eine Hilfe sein, Ihre zukünftigen Entscheidungen frei und eigenverantwortlich zu treffen.

Die ausgewählten Stichpunkte sind ein Auszug persönlicher Anfragen zum Thema «Geburt», die Mütter und Väter öffentlich in der Hebammensprechstunde des Internetmagazins babyclub.de gestellt haben. Wie auch ich selbst, betrachten die MitarbeiterInnen dieses Portals Schwangerschaft und Geburt als sehr bedeutende, aber in erster Linie normale und gesunde Lebensprozesse. Das unterscheidet babyclub.de von vielen anderen Informationsmedien. Denn diese, heute selten gewordene, Sichtweise ist der wichtigste Ausgangspunkt einer familienfreundlichen Geburtshilfe, die sich am Gesunden und nicht an vereinzelt auftretenden Störungen orientiert. Und sie ist seit Jahrzehnten überall auf der Welt Grundlage der Arbeit von Hebammen.

Ich wünsche Ihnen eine Geburt in Sicherheit und vertrauensvoller Geborgenheit, bei der Sie Ihre Informationen und Ihre Erwartungen bestätigt finden. Und ich wünsche Ihnen achtsame und respektvolle BegleiterInnen, mit denen Sie Ihr Kind möglichst nach Ihren eigenen Vorstellungen und Fähigkeiten zur Welt bringen können. Alles Gute!

Ihre

Birgit Laue

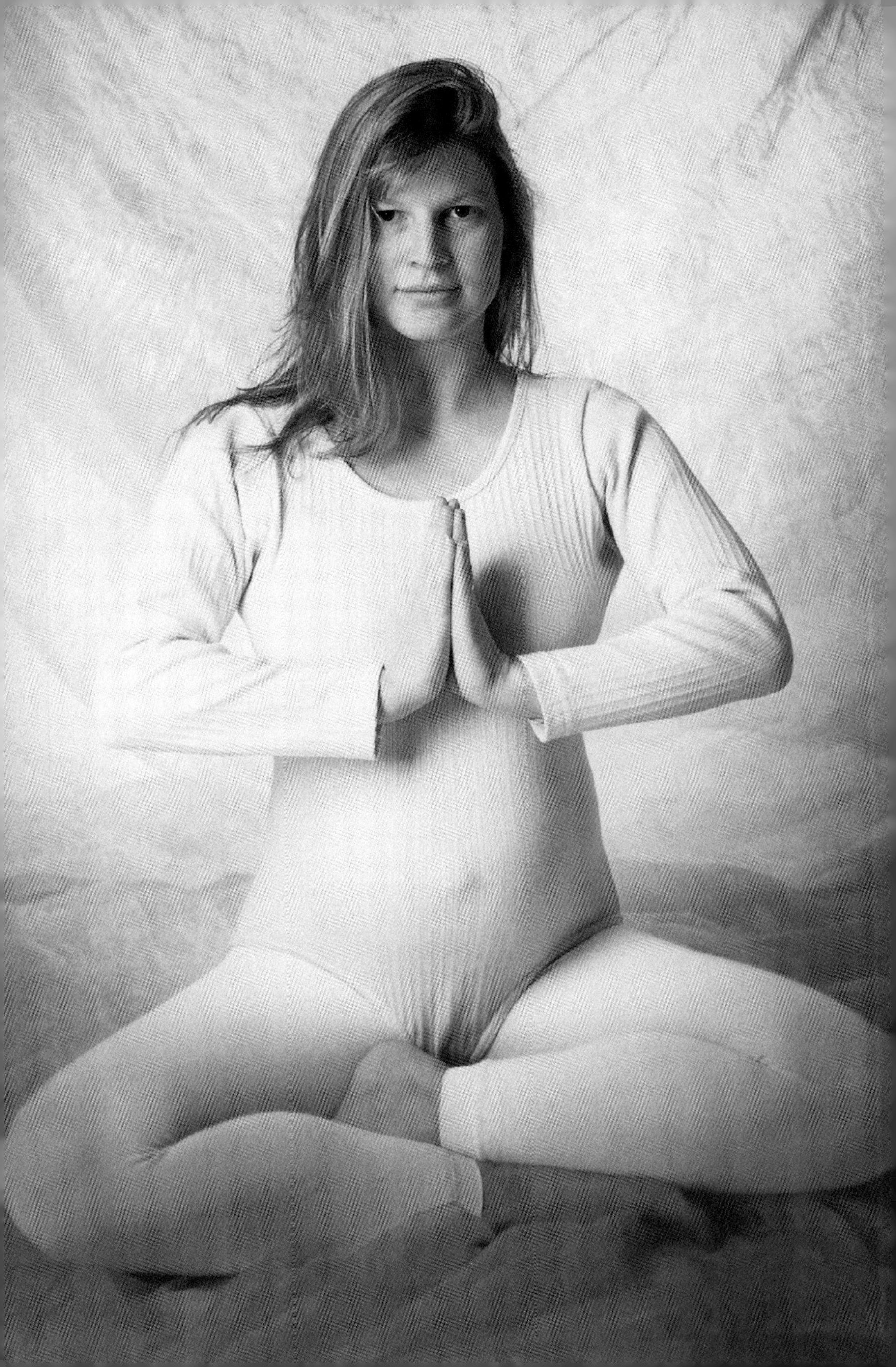

Kapitel 1 |

Gut vorbereitet auf das Geburtsereignis

Fragen: Nr. 1 bis 19

1. Ab wann soll ich mir eine Hebamme suchen?

Das hängt vor allem davon ab, wie Sie von ihr betreut werden möchten. Wenn Sie in einem Geburtshaus oder in einer Belegklinik gebären möchten oder eine Hausgeburt planen, sollten Sie Ihre Hebamme so früh wie möglich kennen lernen, damit Sie sich miteinander vertraut machen können.

Hebammenbetreuung vor, während und nach der Geburt ist, wie viele Frauen leider noch immer nicht wissen, keine kostspielige Sonderbehandlung, sondern eine gesetzlich garantierte Leistung, auf die Sie Anspruch haben. Außer den Ärzten dürfen laut Gesetz auch Hebammen die Vorsorgeuntersuchungen durchführen und die Ergebnisse im Mutterpass dokumentieren. Deshalb tragen die gesetzlichen Krankenkassen auch die Kosten dafür. Sind Sie privat versichert, fragen Sie besser vorher nach. In der Regel gibt es zwar keine Probleme, Ausnahmen sind aber leider möglich.

Viele Frauen wechseln bei der Schwangerschaftsbetreuung zwischen Arzt und Hebamme ab. Aber auch, wenn Sie sich ausschließlich zur ärztlichen Vorsorge entschlossen haben, sollten Sie so früh wie möglich Kontakt zu einer Hebamme aufnehmen. Sie kann wichtige Fragen beantworten, Ihnen bei Beschwerden zur Seite stehen oder einfach einmal zuhören; falls nötig, kommt sie auch zu Ihnen nach Hause. Und manchmal reicht schon ein kleiner Tipp am Telefon aus. Die Hebamme nimmt sich Zeit für Sie und Ihren Partner und sucht bei Problemen gemeinsam mit Ihnen nach Lösungsmöglichkeiten. Sie ist die kompetente Fachfrau in allen Phasen der Schwangerschaft, der Geburt und des Wochenbettes bis hin zum Ende der Stillzeit.

2. Ist der errechnete Geburtstermin eigentlich verlässlich?

Der errechnete Termin (ET) ist eigentlich ein Zeitraum von 3 Wochen: Nur 3,9 % aller Babys werden tatsächlich an diesem Tag geboren, ca. 20 % in den 10 Tagen davor, über 60 % innerhalb von 10 Tagen danach. Der ET ist also alles andere als verlässlich.

Zur Berechnung wird im Normalfall der erste Tag der letzten Periode zugrunde gelegt. Die Schwangerschaft dauert dann genau 281 Tage oder 40 Wochen. Diese Berechnung hat jedoch einen Haken: Sie geht von einem stabilen 28-tägigen Zyklus der Frau aus und berücksichtigt keine Abweichungen. Korrekterweise müssen bei verkürzten Zyklen die entsprechenden Tage also noch abgezogen bzw. bei verlängerten Zyklen hinzugezählt werden.

Sicherer ist die Bestimmung, wenn Sie den Tag der Empfängnis genau kennen. Dann beträgt die Schwangerschaftsdauer ab diesem Tag 267 Tage oder 38 Wochen.

TIPP

Fixieren Sie sich nicht auf den errechneten Termin und machen Sie sich keine Sorgen, wenn das Baby auf sich warten lässt (s. Frage 58). Am besten, Sie geben das «magische Datum» bei Freunden und Verwandten zwei Wochen später an, dann werden Sie bei Verspätung nicht durch stetige Nachfragen und Anrufe belästigt oder unter Druck gesetzt.

3. Ab wann soll ich einen Geburtsvorbereitungskurs beginnen?

Es ist sinnvoll, sich ab dem zweiten Schwangerschaftsdrittel (ab 26.–28. SSW) gezielt auf die Geburt vorzubereiten. In diesem Stadium können Sie die Übungen bereits intensiv erleben, und es bleibt noch ausreichend Zeit, sich in Ruhe vorzubereiten. Melden Sie sich aber möglichst früh bei einer Hebamme, Geburtsvorbereiterin oder Krankengymnastin an, denn die besten und beliebtesten Kurse sind schnell belegt. Auch Familienbildungsstätten, Frauengesundheitszentren und Kliniken bieten häufig Vorbereitungskurse an. So lernen Sie z. B. den Ablauf einer normalen Geburt kennen und können Körper und Seele darauf einstimmen. Achten Sie darauf, dass die Kurse nicht zu groß sind, damit sich eine vertraute Atmosphäre entwickeln kann und Sie sich trauen, auch über intime Dinge zu sprechen. Fragen Sie unbedingt nach der Qualifikation der Kursleiterin. Das gilt übrigens auch für Zusatzangebote wie Yoga, Tai-Chi, Shiatsu, Aerobic, Bauchtanz etc. Auch wenn die Chemie ansonsten stimmt, benötigen andere Umstände ein geschultes und fundiertes Fachwissen.

4. Muss ich einen Geburtsvorbereitungskurs selbst bezahlen?

Bei von Hebammen geleiteten Kursen übernimmt die gesetzliche Krankenkasse die Kosten für 14 Stunden à 60 Minuten. Es gibt spezielle Kurse für Paare, für Frauen, die schon geboren haben, und für Schwangere ohne

Partner. Auch Kompaktkurse am Wochenende werden angeboten. Weitere Stunden oder Angebote müssen, ebenso wie Partnergebühren, privat bezahlt werden.

5. Zum nächstgelegenen Geburtsvorbereitungskurs muss ich 25 km weit fahren. Ist das wirklich nötig?

Ob dies für Sie wirklich nötig ist, müssen Sie natürlich selbst entscheiden, aber es wird Ihnen umso leichter fallen, sich ganz auf den natürlichen Vorgang der Geburt einzulassen, je besser Sie Ihren sich verändernden Körper kennen und je mehr Vertrauen in Ihre eigenen Fähigkeiten und Kräfte Sie entwickeln. Dazu dient ein solcher Kurs in erster Linie. Darüber hinaus ist es hilfreich zu wissen, welche Atem- und Entspannungsübungen Ihnen gut tun und wie Sie mit schwangerschaftsbedingten Veränderungen umgehen können. Sie können sich über verschiedene Gebärpositionen, Geburtsorte, Säuglingspflege und das Stillen informieren und sich mit anderen austauschen. In einem guten Vorbereitungskurs gibt es auch immer ausreichend Zeit, um in einem geschützten Rahmen Ängste, Probleme und persönliche Fragen anzusprechen.

6. Ich gehe in einen Yogakurs für Schwangere. Soll ich auch noch einen Geburtsvorbereitungskurs besuchen?

Frauen, die schon länger Yoga machen, haben oft ein sehr gutes Körpergefühl und eine geschulte Selbstwahrnehmung. Sie sind mit ihrem Atem vertraut und haben Möglichkeiten zur Entspannung kennen gelernt und geübt. Das sind gute Voraussetzungen für die Geburt. Yogakurse für Schwangere beginnen meist schon in der Frühschwangerschaft. Auch das ist ein großer Vorteil.

Wichtig ist eine kompetente Ausbildung und Erfahrung der Kursleiterinnen. Adressen von qualifiziert ausgebildeten Yogalehrenden bekommen Sie über den «Berufsverband der Yogalehrenden in Deutschland» BDY (s. Serviceteil).

Trotzdem würde ich Ihnen auch zu einem Geburtsvorbereitungskurs raten. Sie erhalten dort zusätzlich eine Reihe gezielter Informationen rund um Schwangerschaft, Geburt, Wochenbett und Stillzeit und haben die Möglichkeit, auch spezielle Fragen zu stellen.

7. Ich habe im Geburtsvorbereitungskurs verschiedene Gebärpositionen gezeigt bekommen. Soll ich sie zu Hause üben?

Nein, üben müssen Sie diese Gebärhaltungen nicht, aber es ist wichtig, dass Sie sie ausprobieren können und spüren, welche Ihnen angenehm sind. Das kann sich unter der Geburt mit kräftigen Wehen allerdings ganz anders darstellen als bei den «Trockenübungen» im Kurs.

Bleiben Sie auch während der Geburt offen für die Botschaften Ihres Körpers und wählen Sie Ihre Haltungen dementsprechend. Vielleicht wird Ihre Hebamme Sie auch darin bestärken, Ihre Positionen in der Eröffnungsphase (s. Frage 65) öfter zu wechseln. Wählen Sie möglichst aufrechte Gebärhaltungen, denn diese haben gegenüber der (leider in manchen Kliniken fast nicht auszurottenden) Rückenlage enorme Vorteile:

- Sie können sich selbstbestimmt bewegen und sind nicht «ans Bett gefesselt» oder hilflos ausgeliefert.
- Ihre Atmung kann ungehindert im eigenen Rhythmus und der eigenen Tiefe fließen.
- Der Druck auf die großen Blutgefäße ist viel geringer, die Gebärmutter und die Plazenta werden besser durchblutet, dadurch bekommt das Kind mehr Sauerstoff.
- Sie können Ihr Becken bewegen und kreisen lassen, dadurch kann sich das kindliche Köpfchen leichter den richtigen Weg bahnen.
- Der Beckenausgang vergrößert sich, es ist mehr Platz für das Köpfchen. Es rutscht in den Wehenpausen nicht wieder zurück.
- Die Geburt ist weniger anstrengend, weil Sie die Schwerkraft ausnützen können und nicht gegen einen Widerstand arbeiten müssen.
- Aufrechte Gebärhaltungen sind schonender für den Damm.

8. Muss ich spezielle Atemtechniken vor der Geburt üben?

Das kommt darauf an. Im Alltag nehmen wir unsere Atmung nur dann bewusst wahr, wenn sie aus dem Rhythmus gerät, wir z. B. atemlos werden, vor Schreck die Luft anhalten, Husten haben o. Ä. Bei der Geburt aber spielt das Atmen eine sehr wichtige Rolle.

Gerade wir Frauen neigen schnell zu einer flachen Atmung, die zu Verspannungen der Bauch- und Brustmuskulatur führen kann. In der

Schwangerschaft ist es wichtig, zu einer Atmung zurückzufinden, die locker und bis tief in den Bauch fließt. Dadurch werden Sie und Ihr Kind besser mit Sauerstoff versorgt, und Ihre Muskulatur bleibt weich.

Wenn bei der Geburt die Wehen kräftiger und schmerzvoller werden und das Dehnungsgefühl im Beckenboden zunimmt, ist es gar nicht so einfach, gegen diesen Widerstand tief in den Bauch zu atmen. Der Sinn von Atemübungen vor der Geburt liegt also darin, den Vorgang der lockeren Bauchatmung zunächst bewusst zu machen und durch wiederholte Übungen so weit zu festigen, dass er auch unter der Anstrengung der Geburt noch funktioniert. Wenn Ihnen diese Vorstellung eher fremd ist, kann es hilfreich sein, im Alltag etwas zu üben (s. Frage 9). Machen Sie sich bewusst, wann Sie den Atem anhalten, wann er ruhig und gleichmäßig fließt, wodurch er schneller wird u. Ä. Während der Geburt wird Ihre Hebamme Sie unterstützend begleiten und Ihnen, wenn es notwendig ist, hilfreiche Atemtechniken zeigen.

9. Gibt es bessere oder schlechtere Atemmethoden bei der Geburt?

Durch unseren Atem erfahren wir vieles über uns selbst, Gedanken und Gefühle wirken unmittelbar auf den Atem ein. Das erleben wir alle tagtäglich. Umgekehrt kann uns der Atem dabei helfen, wieder zur Ruhe zu kommen. Das ist unter der Geburt sehr wichtig, denn Gebären heißt, sich hinzugeben, loszulassen auf allen Ebenen des Seins.

Wenn eine Geburt ins Stocken gerät, liegen die Gründe oftmals in einem angstvollen Gehaltensein. Dann ist es hilfreich, sich wieder an den eigenen, rhythmisch fließenden Atem anzuschließen. Dabei trägt Sie nicht eine bestimmte Atemtechnik, sondern die Vertrautheit mit dem eigenen Atem, seiner Tiefe und seinem Rhythmus.

In den meisten Geburtsvorbereitungskursen wird darum auch eine Atmung geübt, die eher Atemfluss und Wahrnehmung sowie die Achtsamkeit im Atmen schult. Singen, tönen, seufzen, stöhnen, gähnen, pfeifen, lachen – all das harmonisiert und reguliert das Atemgeschehen auf natürliche Art und Weise.

10. Bestimmte homöopathische Mittel sollen den Muttermund weich machen und so die Geburt erleichtern. Welche Mittel sind das, und ab wann kann ich sie einnehmen?

Ja, solche Medikamente gibt es tatsächlich. Als seriöses Naturheilverfahren betrachtet die klassische Homöopathie den ganzen Menschen in seinen individuellen Lebenszusammenhängen. Das ist in der Schwangerschaft besonders wichtig, denn jede Schwangerschaft verläuft anders, und jedes Kind, das geboren werden will, ist, wie seine Mutter, ein eigenständiges Individuum.

Sie benötigen also eine Ihrem persönlichen Befinden und der jeweiligen Situation angepasste Begleitung. Gerade hier liegen die Stärken einer individuellen Medizin. Das heißt aber auch, dass es keine homöopathischen Patentrezepte gibt, die auf alle schwangeren Frauen gleichermaßen anwendbar sind.

Wenn es Ihnen gut geht und Sie sich wohl fühlen, brauchen Sie kein Arzneimittel, auch kein homöopathisches. Wenn Sie allerdings körperliche oder seelische Probleme haben, wie z. B. einen durch jahrelangen Leistungssport sehr straffen Beckenboden, eine vorausgegangene Operation der Gebärmutter oder auch große Ängste, sollten Sie sich eine ausgebildete Homöopathin suchen, die Ihnen nach einem sehr ausführlichen Gespräch das für Sie passende Arzneimittel verordnen wird. Das Wichtigste aber: Sie wird Sie weiterhin therapeutisch begleiten und kann Ihre Reaktionen auf das Medikament richtig einschätzen. Auch viele Hebammen haben mittlerweile eine homöopathische Zusatzausbildung und können Sie fachkundig unterstützen.

Von einer homöopathischen Selbstmedikation zur Geburtsvorbereitung oder -einleitung, wie sie in zahlreichen Ratgebern empfohlen wird, rate ich Ihnen dringend ab.

11. Was ist eine Dammmassage?

Der «Damm» ist das Gewebe zwischen dem Scheideneingang und dem After, also genau der Bereich Ihres Körpers, der sich bei der Geburt gut dehnen sollte. Eine spezielle Form der Massage bereitet den Damm, besonders beim ersten Kind, hervorragend auf die Geburt vor, das haben sogar Studien belegt. Beginnen Sie damit ca. ab der 34. SSW und führen

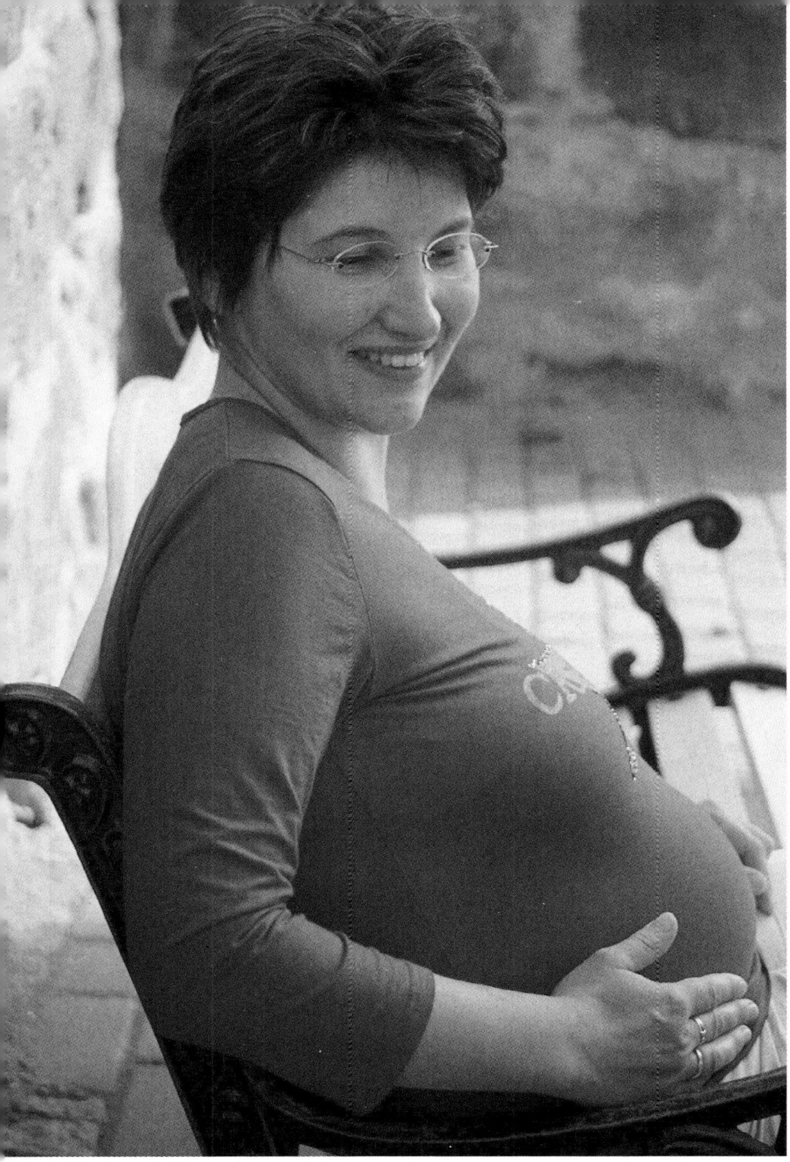

Sie die Massage selbst durch oder lassen Sie sich, wenn Sie beide es mögen, von Ihrem Partner massieren. Wichtig ist, dass Sie die Dammmassage regelmäßig, d. h. mindestens 3- bis 4-mal wöchentlich ca. 5–10 Minuten lang anwenden.

Bei den ersten Malen kann es hilfreich sein, einen Spiegel zur Hand zu nehmen und sich das Gewebe zwischen dem Scheideneingang und dem After anzuschauen. Es ist anfangs günstig, die Massage nach einem Bad durchzuführen, weil das

Gewebe dann besser durchblutet und weich ist.

Bevor Sie es sich in einer Position, die Ihnen angenehm ist, bequem machen, gehen Sie noch einmal zur Toilette.

Benetzen Sie Ihre Finger mit einer ausreichenden Menge eines speziellen Dammmassageöls, das Sie in der Apotheke oder im Naturkostladen erhalten (s. Frage 12). Ihre Finger sollten gut und ohne Reibung über das Gewebe gleiten können. Die Massage darf Ihnen keinerlei Schmerzen verursachen.

Bei der Selbstmassage benutzen Sie einfach Ihren Daumen. Ihr Partner kann seinen Zeigefinger nehmen:

- Führen Sie Daumen oder Zeigefinger etwa bis zum zweiten Fingerglied in die Scheide ein.
- Stellen Sie sich eine Uhr vor: Streichen Sie nun in einer sanften, rhythmischen Bewegung mit leichtem Druck von 3 auf 9 Uhr und wieder zurück. Das dehnt das Scheidengewebe und die umgebende Muskulatur. Es kann sein, dass sich anfangs das Gewebe sehr straff anfühlt, aber mit jeder Massage werden Sie erleben, wie es weicher und entspannter wird.
- Massieren Sie auf jeden Fall so lange, bis Sie ein leichtes Kribbeln bemerken. Dieses Kribbeln werden Sie später auch bei der Geburt des Kindes am Damm verspüren.
- Das Gewebe zwischen Scheide und After sollten Sie ebenfalls sanft zwischen Daumen und Mittelfinger massieren.
- Massieren Sie in den letzten zwei Wochen auch die Schamlippen mit, um Rissen vorzubeugen.

Wenn Ihnen eventuell verbleibende Ölreste im Dammbereich unangenehm sind, waschen Sie sie einfach mit warmem Wasser ab.

12. Brauche ich zur Dammmassage ein spezielles Öl?

Sie können native (kaltgepresste) fette Öle wie Mandel-, Sesam- oder Weizenkeimöl aus kontrolliert biologischem Anbau dazu benutzen. Es gibt aber auch spezielle Dammmassageöle, die noch besser geeignet sind.

Verwenden Sie im sensiblen Intimbereich nur ein sehr hochwertiges, rein pflanzliches Öl, das dermatologisch getestet ist, z. B. das Dammmassageöl von WELEDA. Es enthält neben mildem Mandelöl und Vitamin-E-reichem Weizenkeimöl eine spezielle Mischung natürlicher ätherischer Öle, die den Damm nähren und weich machen, damit sich das Gewebe beim Durchtritt des kindlichen Köpfchens gut dehnen kann.

13. Der Gynäkologe hat meiner Freundin einen Epi-No-Geburtstrainer empfohlen. Kann man damit wirklich einem Dammschnitt vorbeugen oder die Geburt verkürzen?

Dieses Gerät und seine Anwendung haben ihr Vorbild in einer Kulturtechnik afrikanischer Frauen, die mit getrockneten Kalebassen-Kürbissen unterschiedlicher Größe ihren Beckenboden für die Geburt trainieren.

Epi-No besteht aus einem aufblasbaren Silikonballon, der 2–3 Wochen vor dem Entbindungstermin zum Training in die Scheide eingeführt werden soll. Trainiert wird 1- bis 2-mal täglich durch das Aufpumpen mit der dazugehörigen Handpumpe. Nach etwa zwei Wochen Training sollte sich der Ballon auf einen Durchmesser von ca. 9 cm, so groß wird etwa Babys Köpfchen, aufpumpen lassen. Mindestens 11 Trainingstage werden für ein spürbares Ergebnis vom Hersteller empfohlen. Neben der Muskeldehnung könne mit Epi-No «das unbekannte Gefühl des Pressens geübt werden und nach der Geburt eine kontrollierbare Beckenboden-Rückbildung erfolgen».

Es gibt auch Hebammen, die das Gerät empfehlen, da ihrer Erfahrung nach Geburtsverletzungen und Ängste vor der Geburt abnehmen.

Viele Kolleginnen sind allerdings skeptisch und halten es für eine überflüssige technische und teure Erfindung. Denn eine Geburt ist und bleibt ein einzigartiges Erlebnis, das nicht trainiert werden kann. Fraglich ist auch, ob nicht die wiederholte starke Dehnung durch den Ballon sogar Verletzungen im Muskelgewebe hervorruft und langfristig eine Beckenbodenschwäche fördert. Ihren Beckenboden und Ihren Damm können Sie auch sehr gut ohne technisches Hilfsmittel vorbereiten (s. Frage 11) und dabei gleichzeitig Ihre Körperwahrnehmung schulen.

14. Ich bin Rhesus-negativ, mein Partner ist Rhesus-positiv. Warum ist das gefährlich?

Der Rhesusfaktor ist ein Kennzeichen der roten Blutkörperchen. Etwa 85 % aller Menschen in Mitteleuropa haben dieses Merkmal, sie sind Rhesus-positiv. Rhesus-negativ bedeutet, dass diese Eigenschaft nicht vorhanden ist. Kommt jemand, der Rhesus-negativ ist, mit positivem Blut in Berührung, können sich Antikörper gegen die Rhesuspositiven roten Blutkörperchen bilden.

Eine Blutgruppenunverträglichkeit im Rhesus-System zwischen Mutter und ungeborenem Kind wirkt sich in der Regel erst bei der zweiten Schwangerschaft aus. Betroffen sind Rhesus-negative Frauen, deren Kind die väterlichen Merkmale geerbt haben, also Rhesus-positiv sind. Durch die Rhesus-Antikörper, die bei einer vorangegangenen Schwangerschaft entstanden sind, werden die kindlichen roten Blutkörperchen angegriffen und zerstört. Die Folgen können Blutarmut, eine Vergrößerung von Leber und Milz, Gelbsucht des Neugeborenen, Schäden im Gehirn und an Nerven und im schlimmsten Fall der Tod des Kindes sein.

Durch die vorbeugende Gabe von Anti-D-Immunglobulin in der 28. bis 30. Schwangerschaftswoche und einer erneuten Verabreichung innerhalb von 72 Stunden nach der Geburt kann diese schwerwiegende Erkrankung heute verhindert werden. Das Medikament neutralisiert Rhesuspositive Blutkörperchen sofort beim Eindringen. Dadurch bildet die Mutter keine Antikörper, und zukünftige Kinder sind nicht gefährdet.

15. Wir überlegen, nach der Geburt Nabelschnurblut privat von einer Firma einfrieren zu lassen. Halten Sie das für sinnvoll?

Das ist eine schwerwiegende Frage, die vor allem mit Ihrem ethischen Verständnis zusammenhängt.

Stammzellen sind Vorläufer spezialisierter Zellen und können sich entweder zu einem kompletten Organismus, beliebigen Zellen oder nur zu bestimmten Zelltypen entwickeln. Weltweit experimentieren Forscher heute damit, aus Stammzellen Ersatz für kranke Organe zu züchten. Dieser Ersatz ließe sich am besten aus den körpereigenen Zellen betroffener Patienten herstellen. Fremde Zellen können nämlich wie bei Organtransplantationen zu Abstoßungsreaktionen führen.

Die Forschung interessiert sich vor allem für embryonale Stammzellen. Aus ihnen kann kurz nach der Befruchtung noch ein ganzer Organismus entstehen. Später können sie sich noch zu bestimmten Geweben und Zellen ausprägen, wie etwa Leber oder Gehirn. In Deutschland ist die Gewinnung embryonaler Stammzellen aus ethischen Gründen gesetzlich verboten.

Im Nabelschnurblut kommen zahlreiche Stamm- und Vorläuferzellen vor, die unter anderem Blut und Knochenmark neu bilden können. Auch wenn sie nicht so vielseitig wie embryonale Stammzellen sind, lassen sie sich doch viel leichter gewinnen.

Das Aufbewahren von Stammzellen aus Nabelschnurblut könnte so eine Alternative zur umstrittenen Forschung mit embryonalen Stammzellen und zum therapeutischen Klonen sein. Ob Sie dies unterstützen möchten, müssen Sie selbst entscheiden.

Wenn Sie Nabelschnurblut spenden möchten, sollten Sie dies am besten bei einer öffentlichen Blutbank tun. Es ist dann für eine Anwendung bei fremden Empfängern gedacht, und Ihnen entstehen dafür keine Kosten. Die dort gelagerten Stammzellen werden an Patienten abgegeben, die keine eigenen Stammzellen aufbewahrt oder keine für eine Spende geeigneten Familienangehörigen haben.

Bei der individuellen Einlagerung tragen Sie als werdende Eltern die nicht unerheblichen Kosten vollständig selbst. Der spätere Nutzen ist fraglich, denn die Behandlung mit dem eigenen Blut birgt auch Risiken, die von kommerziellen Blutbankbetreibern gern verschwiegen werden. Experten haben festgestellt, dass z. B. bei einer Leukämie die Krankheit bereits im Nabelschnurblut angelegt ist. Das Blut fremder Spender hingegen greift noch vorhandene Krebszellen an. Auch die Bundesärztekammer sieht derzeit keinen medizinischen Grund zur individuellen Einlagerung von Nabelschnurblut.

16. Was gehört in meinen Koffer für das Krankenhaus?

Es ist durchaus sinnvoll, für den «Klinikkoffer» schon einige Wochen vor der Geburt mit dem Packen zu beginnen:

Kleidung:

- mehrere Nachthemden, Schlafanzüge oder geknöpfte Hemden, die sich zum Stillen vorn weit genug öffnen lassen
- nicht zu knappe, kochfeste Baumwollslips
- BHs, eine bis zwei Nummern größer als bisher
- Stilleinlagen aus Baumwolle, Wolle/Seide, Seide (s. Nützliche Adressen)
- warme, möglichst rutschfeste Socken, auch im Sommer!
- Hausschuhe, in die Sie leicht hineinschlüpfen können
- Bademantel
- bequeme Kleidung für den Weg

nach Hause, Größe entsprechend 5./6. Schwangerschaftsmonat
- dicke, saugfähige Binden oder Flockenwindeln
- Brillenträgerinnen: Brille nicht vergessen

Pflege:

- Lippenpflegestift
- bei längerem Haar: Haarspangen oder Haargummis
- Waschlappen, Handtücher, alles für die Mundhygiene, Duschgel, Shampoo, Kamm/Bürste, Haarföhn, sonstige Toilettenartikel
- Wichtig! Auf Deo und Parfüm vorübergehend verzichten, weil Ihr Baby eventuell vom Geruch irritiert wird und dann nicht gut an die Brust geht

Sonstiges:

- Personalausweis
- Mutterpass
- Chipkarte der Krankenkasse
- Bücher, Musik, persönliche Kleinigkeiten, z. B. kleines Kissen
- Telefonkarte, Kleingeld, z. B. für Getränkeautomaten oder Telefon (keine Benutzung von Mobiltelefonen im Krankenhaus!), Adressbuch
- eventuell eigenes Stillkissen

Als Erinnerung:

- Stift und Papier, evtl. Tagebuch
- Fotoapparat mit lichtempfindlichem Film (beim Neugeborenen bitte keinen Blitz benutzen)

Für Babys Heimweg:

- Unterwäsche, Hemdchen, Strampelanzug, warme Söckchen
- Jacke und Mütze für den Heimweg
- Beim Abholen Kindersitz nicht vergessen!

17. Was brauche ich für mein Baby zu Hause?

Vermutlich werden auch Sie es genießen, die Erstausstattung für Ihr Kind zu besorgen. Im Serviceteil finden Sie einige Hersteller- und Bezugsadressen für naturbelassene Babykleidung aus Materialien aus kontrolliert biologischem Anbau. An folgender Liste können Sie sich beim Einkauf orientieren:

- Je 3 Hemdchen aus Wolle, Wolle/Seide oder Seide in Größe 62 und 68 (alternativ 6 Stück aus Baumwolle)
- 3 Jäckchen aus Wolle, Wolle/Seide oder Seide in Größe 62 und 68 (alternativ 6 Stück aus Baumwolle)

- 3 Strampler aus Wolle, Wolle/Seide oder Seide in Größe 62 und 68 (alternativ 6 Stück aus Baumwolle)
- 2 Mützchen aus Wolle, Seide oder Baumwolle in Größe 62 und 68
- 2 Paar Babystrickschuhe
- Schlafsack, in der Größe verstellbar
- Wickeltisch mit abwaschbarer Auflage (auf rückengerechte Höhe achten)
- Stoff- oder Wegwerfwindeln
- Windeleimer mit Deckel
- Badethermometer
- Wiege, Stubenwagen oder Kinderbett
- Schaffell fürs Bettchen
- Tragetuch
- Kinderwagen
- Autositz

18. Ich möchte gerne stillen. Wie kann ich mich vorbereiten?

Eine spezielle Vorbereitung Ihrer Brust auf das Stillen ist gar nicht nötig, sie geschieht ganz von selbst. Viele der gut gemeinten Ratschläge wie Rubbeln, Bürsten, mit Zitronensaft beträufeln oder Ähnliches sind oft sogar eher schädlich. Verzichten Sie deshalb besser darauf.

Am besten bereiten Sie sich auf das Stillen vor, indem Sie und Ihr Partner sich bereits jetzt ausführlich informieren und sich jemanden suchen, der Sie in Ihrem Vorhaben unterstützt. Das kann eine Freundin sein, die selbst gestillt hat, eine Hebamme oder Stillberaterin, der Sie Fragen stellen können und die Sie bei eventuell auftretenden Problemen unterstützt. Bestimmt gibt es auch eine Stillgruppe in Ihrer Nähe, dort können Sie schon während der Schwangerschaft reinschnuppern. Durch den Austausch mit Frauen in der gleichen Lebensphase entstehen oft wertvolle und hilfreiche Kontakte.

Tipp

Das in dieser Reihe erschienene Buch «100 Fragen: Stillen» von Sabine Koopmann bietet eine Fülle von fachkundigen und praktischen Ratschlägen zum Thema.

19. Soll ich mich selbst um eine Nachsorgehebamme kümmern, oder wird das vom Krankenhaus geregelt?

Das nehmen Sie am besten selbst in die Hand. Prinzipiell haben Sie, genauso wie bei der Wahl Ihres Arztes, freie Hebammenwahl. Am besten ist es natürlich, wenn die Hebamme, die Sie in der Schwangerschaft und bei der Geburt begleitet, Sie und Ihr Kind anschließend zu Hause weiterbetreut. Das ist allerdings nur möglich, wenn Ihre Hebamme freiberuflich oder als Beleghebamme arbeitet. Beleghebammen haben einen Vertrag mit einer oder mehreren Kliniken und können «ihre» Frauen dort betreuen. Verantwortungsbewusste Hebammen übernehmen allerdings nur eine begrenzte Anzahl von Betreuungen, deshalb sollten Sie sich so früh wie möglich um Ihre Nachsorgehebamme kümmern.

Viele Hebammen sind teilweise in einer Klinik angestellt und arbeiten zusätzlich freiberuflich in der Geburtsvorbereitung oder Nachsorge. Neben den Telefonbucheinträgen in den «Gelben Seiten» gibt es Listen, in denen alle Hebammen der Region mit ihren speziellen Angeboten vertreten sind. Diese Listen liegen in Arztpraxen, Apotheken, Bioläden, bei Krankenkassen oder Gesundheitszentren zum kostenlosen Mitnehmen aus. Eine Alternative dazu ist die «Hebammensuchmaschine», die in Zusammenarbeit mit dem Bund Deutscher Hebammen und dem Internetportal babyclub.de (s. Serviceteil) entstanden ist. Sie ist leicht zu bedienen: Geben Sie einfach in die Suchmaske Ihre Postleitzahl ein und suchen Sie Ihren Vorstellungen entsprechend nach der Telefonnummer und Anschrift einer Hebamme in Ihrer Nähe.

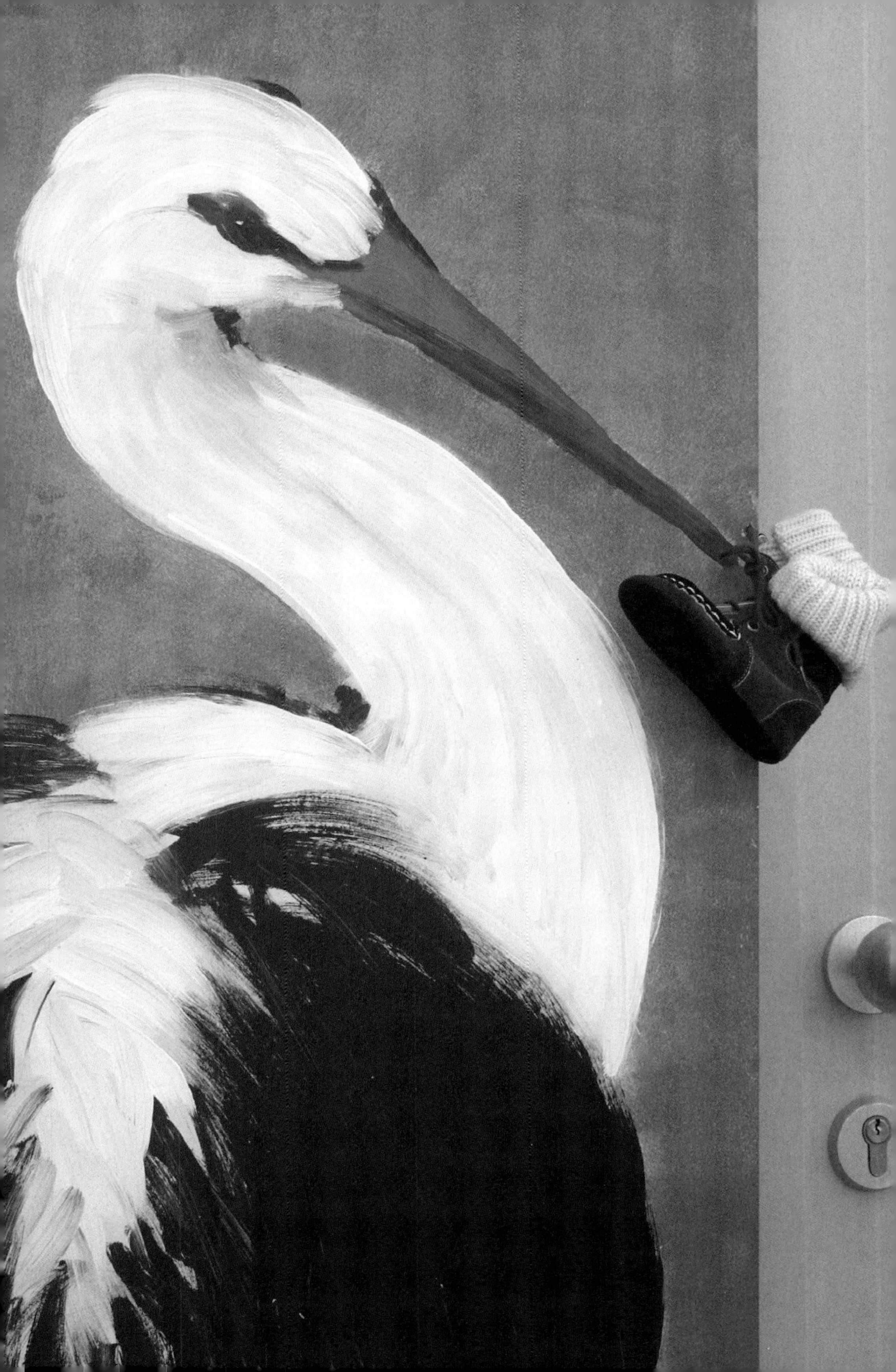

Kapitel 2 | *Eine wichtige Entscheidung: Babys Geburtsort*

Fragen: Nr. 20 bis 31

20. Ich bin noch unsicher, in welche Klinik ich zur Geburt gehen soll. Gibt es Entscheidungshilfen?

Es gibt riesige Unikliniken, Perinatalzentren, städtische und Kreiskrankenhäuser, mit Belegsystem oder ohne, anthroposophische, private und konfessionelle Häuser und, und, und. Um eine individuelle Entscheidung treffen zu können, sollten Sie sich deshalb erst einmal überlegen, was Ihnen selbst wichtig ist.

Wenn Sie generell ein großes Sicherheitsbedürfnis haben oder sich bereits in der Schwangerschaft höhere Risiken, z. B. eine drohende Frühgeburt oder eine Stoffwechselerkrankung, abzeichnen, sind Sie in einem technisch und personell gut ausgestatteten Perinatalzentrum oder einer Universitätsklinik mit angeschlossener Intensivabteilung für Neugeborene bestimmt am richtigen Platz.

Verläuft die Schwangerschaft normal, können Sie in jedes beliebige Krankenhaus mit einer geburtshilflichen Abteilung gehen. Die meisten Eltern entscheiden sich für ein Haus in der Nähe ihres Wohnortes, damit die Fahrt nicht zu lange dauert. Wichtig ist, dass Sie dorthin mit einem guten Gefühl gehen und Vertrauen zum Personal entwickeln können. Im Geburtsvorbereitungskurs wird häufig bereits über Erfahrungen mit den umliegenden Kliniken gesprochen. An den mittlerweile gängigen Informationsabenden können Sie sich zusätzlich Ihr eigenes Bild machen. Dabei ist es nicht so wichtig, dass der Kreißsaal mit schickem Inventar durchgestylt ist. Auch spricht ein Angebot aller gerade im Trend liegenden alternativ-medizinischen Therapiemaßnahmen zwar für ein gutes Klinikmarketing, aber nicht unbedingt für die Qualität der praktizierten Geburtshilfe. Es kommt im Wesentlichen darauf an, dass sich die Einstellung und das Handeln des geburtshilflichen Teams mit Ihren Vorstellungen und Bedürfnissen decken. Dabei spielen Respekt, Zuwendung und gegenseitige Achtung eine größere Rolle als beispielsweise die Einrichtung.

Tipp

Fragen Sie nach – diese Kriterien können Ihnen bei Ihrer Entscheidung helfen:

- Wie groß ist die Anzahl der Geburtseinleitungen?
- Wie viele Kaiserschnitte in Prozent werden im Jahr gemacht?
- Wie häufig werden Schmerzmittel eingesetzt?
- Wie viele Frauen bekommen eine Periduralanästhesie?
- Werden aufrechte Gebärhaltungen unterstützt?
- Können Sie Ihre betreuende Hebamme mitbringen?
- Wie viele Dammschnitte werden gemacht?
- Gibt es eine Gebärwanne (und ein Seil darüber …)?
- Besteht die Möglichkeit zu einem 24-Stunden-Rooming-In?
- Kann Ihr Partner auch nach einem Kaiserschnitt über Nacht bei Ihnen bleiben?
- Wie wird das Stillen gefördert? Wird z. B. auf das «Zufüttern» verzichtet?

21. Was ist Ihrer Ansicht nach der Vorteil einer ambulanten Geburt, und was spricht für einen stationären Aufenthalt?

Hören Sie am besten einmal genau in sich hinein und überlegen Sie, was Ihnen persönlich gut tut. Sind Sie ein Mensch, der sehr auf medizinische Versorgung vertraut und Wert darauf legt, dass jederzeit Fachpersonal erreichbar ist? Möchten Sie rundum versorgt und entlastet werden? Vermutlich sind Sie dann in einem Krankenhaus gut aufgehoben.

Erleben Sie die Krankenhausatmosphäre und Routinemaßnahmen als unangenehm und einschränkend und fühlen sich in Ihren eigenen vier Wänden am wohlsten? Werden Sie zu Hause von Partner, Freunden, Eltern unterstützt und versorgt? Möchten Sie eine individuelle, auf Ihre Bedürfnisse abgestimmte Betreuung? Dann ist eine ambulante Geburt in einem Geburtshaus oder einer Klinik eine schöne Alternative.

Frauen, die bereits Kinder haben, entscheiden sich manchmal bewusst für das Krankenhaus. Sie möchten in den ersten Stunden und Tagen möglichst viel uneingeschränkte Zeit zum Kennenlernen ihres neuen Babys haben. (Manchmal trügt jedoch der

Schein, und Mutter und Kind werden durch Arzt-, Pflege- und Hebammenvisiten, die Besucherströme der Zimmernachbarin, Lärm auf dem Flur etc. in der Klinik mehr gestört als zu Hause.)

Für andere wiederum ist die Anwesenheit von Partner und Kind/Kindern und das frühe Zusammenwachsen der neuen Familie so wesentlich, dass sie möglichst viel Zeit zu Hause verbringen möchten und sich für eine ambulante Geburt entscheiden.

So vielfältig die Möglichkeiten sind: Bleiben Sie offen und versteifen Sie sich nicht nur auf eine einzige Variante. Dann können Sie sich und Ihrem Partner eine Enttäuschung ersparen, wenn nicht alles Ihrer Vorstellung entsprechend verläuft.

22. Wie lange bleibt man nach einer ambulanten Geburt noch im Krankenhaus? Gibt es zu Hause etwas Besonderes zu beachten?

Das wird von den Kliniken sehr unterschiedlich gehandhabt. In manchen Krankenhäusern müssen Sie nach der Geburt noch 24 Stunden bleiben, allerdings wohl mehr aus wirtschaftlichen als aus medizinischen Gründen. Wenn alles in Ordnung ist, können Sie aber in der Regel mit Ihrem Kind nach 2–6 Stunden nach Hause gehen. Voraussetzung dafür ist, dass Sie eine Nachsorgehebamme haben, die Sie beide mindestens 10 Tage lang betreut und mit der Sie über alle Fragen und eventuelle Probleme sprechen können (s. Frage 19). Wenn Sie am Vormittag aus der Klinik entlassen werden, kann Ihre Hebamme Sie noch am selben Tag zum ersten Mal besuchen. Sie wird auch alle für die Pflege im Wochenbett notwendigen Materialien mitbringen.

Tipp

In den ersten Tagen nach der Geburt fließt der Wochenfluss noch recht stark. Kaufen Sie sich vor der Geburt bereits eine Packung Flockenwindeln, die Sie statt herkömmlicher Binden in den ersten Tagen zum Auffangen des Wochenflusses benutzen können. Sie sind größer und dicker und können deshalb mehr Flüssigkeit aufnehmen. Außerdem werden Sie aus Baumwolle hergestellt und sind deshalb oft besser verträglich als Vorlagen aus synthetischen Fasern.

Verabreden Sie unbedingt mit Ihrer Familie und Ihren Freunden, dass Sie in der ersten Woche nach Babys Ankunft nur wenig Besuch bekommen. Sie sollten sich in Ruhe und ohne Anforderungen von außen miteinander vertraut machen können. Das ist sehr wichtig für den Aufbau der Familienbeziehung und für ein erfolgreiches Stillen.
Bei Ihrer Krankenkasse können Sie für die ersten sechs Werktage nach der Geburt die Kostenerstattung für eine Haushaltshilfe beantragen. Dort kann man Ihnen in den meisten Fällen auch Adressen vermitteln. Eine andere Möglichkeit: Ihr Partner nimmt sich unbezahlten Urlaub, und die Kasse übernimmt den Verdienstausfall.

23. Ich bin alleinstehend. Kann ich trotzdem ambulant entbinden?

Das können Sie natürlich. Wichtig ist aber, dass Sie einen Menschen haben, der Sie entlastet, Sie versorgt und für Sie da ist. Das kann eine Freundin sein, eine Tante oder Oma, Ihre Eltern, die Wohngemeinschaft – Menschen, die gerne gemeinsam mit Ihnen die Geburt und die ersten Tage des neuen Erdenbürgers miterleben wollen.

Sollten Sie ganz allein auf sich gestellt sein, gibt es in einigen Großstädten die Möglichkeit, sich zur Geburt von einer «Doula» begleiten zu lassen. Das Wort «Doula» kommt vom griechischen *douleia* und bedeutet *dienen*. Doulas sind erfahrene Frauen, die selber schon geboren haben. Sie kennen den Geburtsablauf und die damit verbundenen Gefühle und Empfindungen. Eine Doula weiß, dass Sie unter der Geburt sehr offen und verletzlich sind, sie unterstützt Sie in Ihren emotionalen Bedürfnissen und gibt Ihnen Geborgenheit. Und sie ist auch nach der Geburt noch für Sie da. Adressen vermittelt die Gesellschaft für Geburtsvorbereitung (s. Nützliche Adressen).

Eine andere Möglichkeit bieten so genannte Mütterpflegerinnen. Sie werden durch Hebammen ausgebildet und setzen ihr Wissen und Können dort ein, wo die Tätigkeit der Hebamme nach der Geburt aus zeitlichen und organisatorischen Gründen endet: bei der täglichen Babypflege, der Organisation des Familienalltags mit seinen vielfältigen Aufgaben wie Haushalt, Betreuung der Geschwisterkinder, Bewältigung von Stress usw. Informationen darüber, wo Sie eine solche «Perle» finden, gibt es beim Verein für Mütter und Familienpflege (s. Nützliche Adressen).

24. Eigentlich möchte ich mein Kind gerne in einem Geburtshaus bekommen. Wie ist das bei Komplikationen?

In Geburtshäusern werden Schwangerschaft, Geburt, Wochenbett und Stillzeit als natürliche, gesunde Vorgänge betrachtet und das aktive, selbstbestimmte Gebären unterstützt. Dadurch lernen werdende und junge Eltern, wieder an eigene Fähigkeiten, Kenntnisse und Kräfte anzuknüpfen und selbstbewusst mit den eigenen Bedürfnissen und Entscheidungen umzugehen – wichtige Voraussetzungen für das weitere Leben mit einem Kind.

Geburtshaushebammen betreuen Frauen, die diese Form der Begleitung wünschen, meistens schon in der Schwangerschaft. Sie kennen, ebenso wie Hausgeburtshebammen, die Grenzen der außerklinischen Geburtshilfe und wissen um ihre Verantwortung. Ob Sie Ihr Kind also in einem Geburtshaus bekommen können, klären Sie am besten mit dem dortigen Team ab. Es gibt Risiken, die dieses ausschließen, z. B. Beckenendlagen, Mehrlingsgeburten, Stoffwechselerkrankungen der Mutter, Frühgeburten oder kindliche Mangelversorgung durch eine unzureichende Plazentafunktion.

Sollte es bei der Geburt unvorhergesehene Komplikationen geben, werden Sie zu medizinischen Eingriffen in der Regel in ein Krankenhaus verlegt. Viele Kliniken ermöglichen dann die weitere Geburtsbegleitung durch Ihre Geburtshaushebamme. Wo Sie ein Geburtshaus in Ihrer Nähe finden, erfahren Sie beim Netzwerk zur Förderung der Idee der Geburtshäuser in Deutschland e. V. (s. Nützliche Adressen).

25. In dem Geburtshaus, das ich mir ausgesucht habe, gibt es auch eine Gebärwanne. Lindert sie wirklich die Schmerzen?

Die Wirkung eines warmen, entspannenden Bades nach einem anstrengenden Tag kennen wir alle: Die Anspannung fällt von uns ab, wir fühlen uns ganz leicht, und unsere Bewegungen werden fließender. In der Schwangerschaft und während der Geburt ist der Auftrieb des Wassers besonders entlastend.

In einer Gebärwanne fördert die angenehme Temperatur von 37° C eine gute Durchblutung und verbessert damit den Stoffwechsel in vielen Gewebebereichen. Überanstrengte Muskulatur wird entkrampft, Schmerzen werden gelindert, Sie können besser entspannen.

Entkrampfte, gut durchblutete, leicht bewegliche Muskulatur schmerzt weniger. Das Gewebe lässt sich ohne schmerzhafte Verletzungen besser dehnen. Deshalb gibt es bei Wassergeburten seltener einen Dammschnitt. Die Geburt verläuft auch bei großen Kindern oft schneller, weil die Beckenbodenmuskulatur elastischer ist und den dehnenden Kräften des Kindes weniger Widerstand bietet. Wenn Sie mehr zum Thema Wassergeburt wissen möchten, empfehle ich Ihnen das Buch «Erlebnis Wassergeburt» von Cornelia Enning (s. Literaturtipps).

26. Ist eine Wassergeburt gefährlich fürs Baby?

Neugeborene verfügen über eine natürliche Schutzfunktion, den «Diving-» oder «Tauch-Reflex», der verhindert, dass sie nach der Geburt Wasser in die Lungen einatmen. Der Atemreflex wird erst ausgelöst, wenn das Baby an die Wasseroberfläche und damit zum ersten Mal mit Luft in Berührung kommt. Es besteht also keine Gefahr für das Kind. Bei hygienisch einwandfreiem Zustand der Gebärwanne gibt es normalerweise auch kein Infektionsrisiko für das Baby.

27. Ich bin zum ersten Mal schwanger und möchte gerne zu Hause entbinden. Ist das prinzipiell möglich?

Grundsätzlich ist eine Geburt ein natürlicher Vorgang, der keiner besonderen medizinischen Hilfe

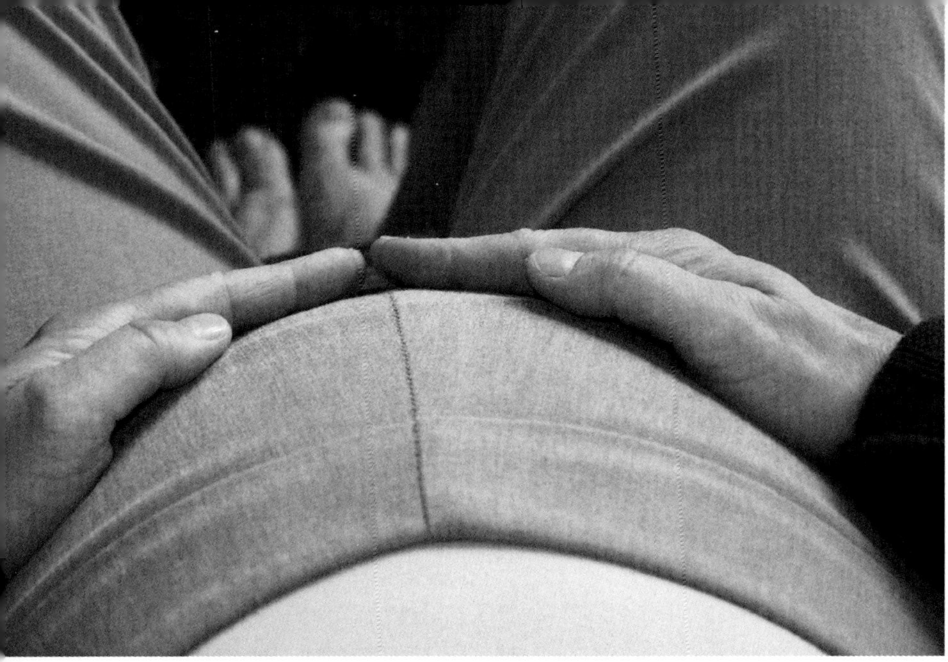

bedarf. Wenn Sie und Ihr Partner sich einig sind, spricht bei einer problemlos verlaufenden Schwangerschaft nichts gegen eine Hausgeburt. Sie sollten sich jetzt baldmöglichst mit einer Hausgeburtshebamme in Verbindung setzen (s. Frage 19). Leider ist das, je nach Wohnort, nicht immer ganz einfach. Es gibt bundesweit nur sehr wenige darauf spezialisierte Hebammen, und die sind noch dazu häufig ausgebucht. Weil sie sich ihrer Verantwortung bewusst sind, nehmen sie nämlich nur eine bestimmte Anzahl von Betreuungen an, um die Versorgung und die Bereitschaftsdienste gewährleisten zu können.

Ihre Hebamme wird mit Ihnen über alle notwendigen medizinischen und organisatorischen Voraussetzungen sprechen und Ihnen auch die Risiken und Gründe nennen, bei denen eine Hausgeburt nicht infrage kommt. Solch ein Grund ist z. B. eine Mehrlingsschwangerschaft oder eine bestimmte Erkrankung wie Gestose oder Schwangerschaftsdiabetes. Auch, wenn Ihr Kind am Ende der Schwangerschaft nicht mit dem Köpfchen nach unten liegt oder Sie Blutungen in der Spätschwangerschaft haben, ist eine Hausgeburt nicht möglich.

Eines sollten Sie wissen: Ihr Wunsch wird nicht bei allen Menschen in Ihrer Umgebung auf Verständnis stoßen. Häufig werden Eltern, die eine Hausgeburt planen, regelrecht angefeindet. Unter Umständen müssen Sie sich anhören, wie unverantwortlich Sie handeln, und das in Zeiten, wo unser Gesundheitssystem doch auf einem solch hohen Niveau ist. Diese Argumente entspringen ebenso häufig einer Unkenntnis wie einer durch die Medien völlig überzeichneten Vorstellung von Hausgeburtshilfe. Lassen Sie sich nicht verunsichern, gehen Sie Ihren eigenen Weg und besprechen Sie alle Fragen und Sorgen am besten mit Ihrer Hebamme.

28. Wir planen eine Hausgeburt. Was brauchen wir?

Das Wichtigste: eine Hausgeburtshebamme (s. Frage 27). Überlegen Sie gemeinsam mit ihr, welcher Raum in Ihrer Wohnung am besten zur Geburt geeignet ist. Das muss nicht zwangsweise das Schlafzimmer sein. Kissen, Schaumstoffelemente, Bettlaken o.Ä., die an Balken oder Haken geknotet werden können, sind sinnvolle Hilfsmittel zur Entlastung während der Geburt. Auch ein Gebärhocker ist eine Anschaffung, die sich bei einer Hausgeburt lohnen kann (s. Nützliche Adressen).

Benötigt wird ansonsten meist Folgendes:

- wasserfeste Unterlagen, um Bett oder Polster zu schützen. Gut geeignet ist ein großes Wachstuch oder eine feste Plastikplane
- Badetücher, Handtücher, Bettlaken
- Zellstofftücher, Zellstoffunterlagen (Unterseite mit Plastik beschichtet)
- Eiswürfel und Kühlelemente
- eventuell ein großer Gymnastikball
- eine verstellbare Lampe, die den Dammbereich ausleuchten kann, z. B. eine Schreibtischlampe
- Müllbeutel zum Entsorgen des benutzten Materials
- Schüssel für die Plazenta
- Zellstoffeinlagen, Flockenwindeln und Binden für den Wochenfluss
- Wärmelampe über dem Wickeltisch

29. Unser drittes Kind soll zu Hause zur Welt kommen. Können unsere beiden Großen, 8 und 6 Jahre, auch dabei sein?

Die Anwesenheit von Geschwisterkindern bei einer Geburt ist eine sehr persönliche Entscheidung, die Sie auch gemeinsam mit Ihrer Hausgeburtshebamme abwägen sollten.

Geburt und Tod gehören in unseren Zeiten nicht mehr wie selbstverständlich zum alltäglichen Leben. Die meisten erwachsenen Menschen sind mit diesen einschneidenden Ereignissen nicht vertraut und wissen nicht, wie sie damit umgehen können. Kinder, besonders jüngere, haben dagegen oft eine ganz unverkrampfte und neugierige Art, sich den großen Lebensthemen zu nähern. Mit zunehmendem Alter wird es aber auch wieder schwieriger.

Aus meiner persönlichen Sicht schadet die Anwesenheit bei der Geburt Kindern nur dann, wenn sie in ihren aktuellen Bedürfnissen nicht wahrgenommen werden oder sich in eine Situation hineinbegeben müssen, die sie überfordert oder die sie nicht möchten. Das zu erkennen, ist normalerweise Aufgabe der Eltern. Und genau das ist unter der Geburt nicht möglich. Diese Verantwortung müssen Sie vollständig abgeben, um sich dem Gebären ganz hingeben zu können.

Das Wichtigste ist also, dass vertraute Menschen da sind, die sich während der Geburt ausschließlich um Ihre Kinder kümmern und ein Gespür dafür haben, wie es ihnen geht. Ihre beiden «Großen» müssen sich jederzeit frei entscheiden können, ob sie bleiben möchten oder nicht, und zwar jedes für sich selbst. Wenn eines der Kinder lieber gehen möchte, sollte es die Möglichkeit geben, dass ein Erwachsener mitgeht.

Folgende Fragen, die nicht nur Ihre Kinder, sondern auch Sie selbst betreffen, können eine weitere Hilfe bei Ihrer Entscheidung sein:

- Wie gehen Ihre Kinder mit eigenen Schmerzen um?
- Wie reagieren sie, wenn andere Schmerzen zeigen?
- Wie empfindsam sind die Kinder?
- Wird in Ihrer Familie ein nackter Körper als etwas Natürliches betrachtet?
- Werden Schamgrenzen berücksichtigt?
- Sind den Kindern Ihre schwangerschaftsbedingten körperlichen und seelischen Veränderungen bewusst?
- In welcher Offenheit sprechen Sie in Ihrer Familie über die Vorgänge bei der Geburt?
- Können Sie innerlich loslassen und z. B. während der Wehen heftig atmen oder tönen, ohne an die Reaktion Ihrer Kinder zu denken?

Wenn Sie das gemeinsam bedenken, werden Sie sicher bald einen persönlichen Entschluss fassen können. Lassen Sie sich und den Kindern aber bis zum letzten Moment die Freiheit, alles umzuwerfen und anders zu entscheiden als geplant.

Als Hausgeburtshebamme habe ich übrigens sehr häufig erlebt, dass sich der neue Erdenbürger dann auf den Weg gemacht hat, wenn die Großen entweder im Kindergarten oder in der Schule waren oder nachts sanft in ihren Betten schlummerten …

30. Kommt zur Hausgeburt auch ein Arzt, oder übernimmt die Hebamme komplett alles?

Solange die Geburt normal verläuft, ist die Anwesenheit eines Arztes bei der Geburt nicht notwendig und auch nicht gesetzlich vorgeschrieben. Die meisten Hebammen sammeln, bevor sie sich als Hausgeburtshebammen niederlassen, erst mehrere Jahre Berufserfahrung. Bei der Arbeit in Kliniken mit einem hohen Anteil an Risikoschwangerschaften und -geburten haben sie gelernt, eigenverantwortlich zu arbeiten, schwierige Situationen und Komplikationen richtig einzuschätzen und entsprechend zu reagieren. Ständige Fort- und Weiterbildungen halten dieses Wissen aktuell.

Die gesetzliche Hinzuziehungspflicht eines Arztes besteht nur bei Komplikationen. Die meisten Hebammen werden Sie aber in einem solchen Fall bei der Geburt direkt in eine nahe gelegene Klinik begleiten.

Niedergelassene Frauenärzte, die gern zu einer Hausgeburt kommen, gibt es nur selten. In den letzten Jahren ist es deshalb unter Hebammen üblich geworden, statt eines Arztes eine zweite Kollegin hinzuzuziehen.

31. Wer macht bei einer Hausgeburt die erste Untersuchung des Babys?

Die so genannte U1 wird normalerweise unmittelbar nach der Geburt von der Hebamme, vom Frauen- oder Kinderarzt durchgeführt. Sie dient dazu, eventuelle Fehlbildungen oder Geburtsverletzungen zu erkennen. Bei einer Haus- oder Geburtshausgeburt übernimmt diese Erstuntersuchung fast immer die Hebamme. Sie weiß, worauf sie besonders achten muss, und wird, wenn es nötig ist, einen Kinderarzt hinzuziehen.

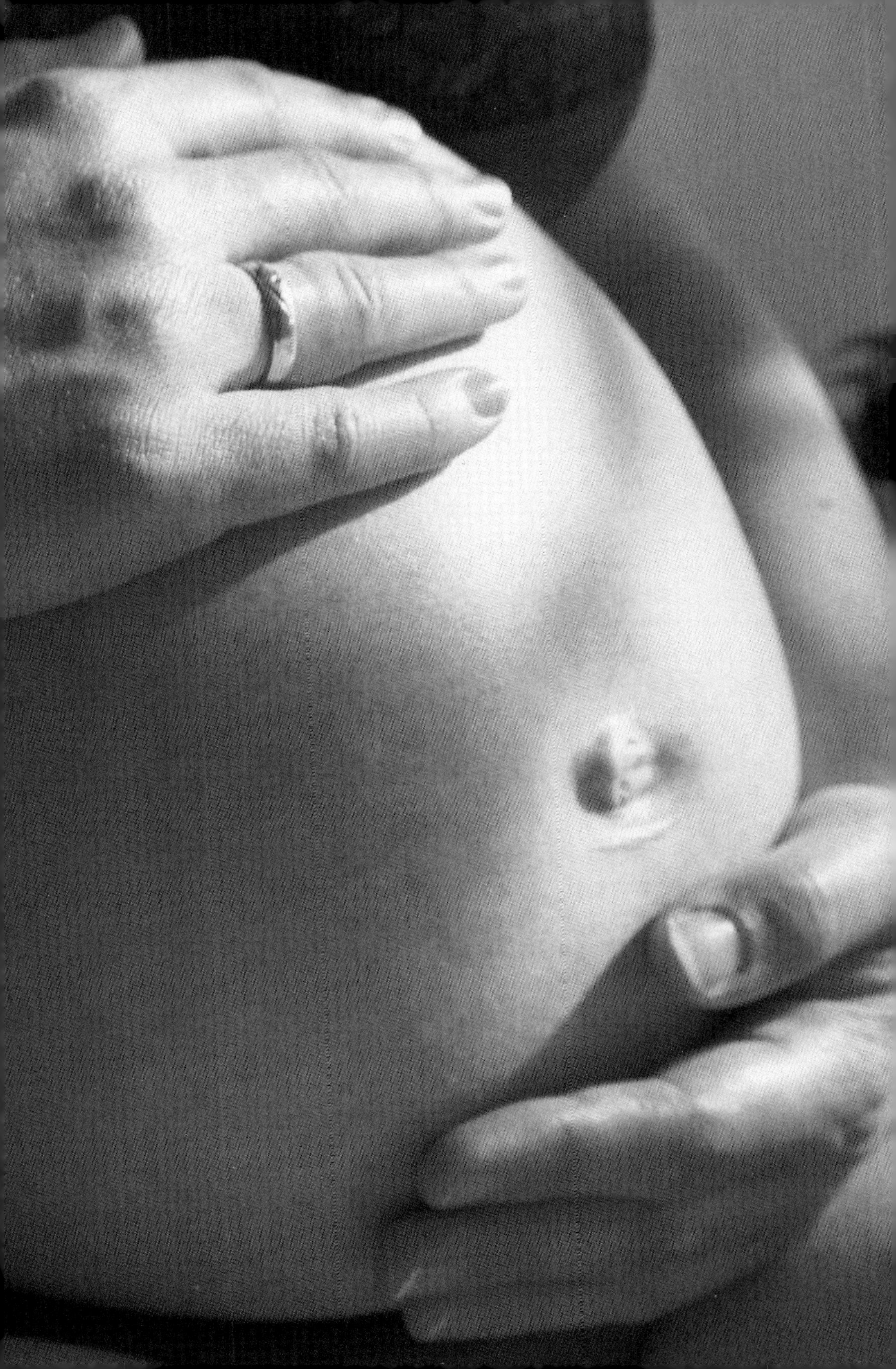

Kapitel 3 |

Der Geburtstermin rückt näher

Fragen: Nr. 32 bis 50

32. Ich bin in der 39. SSW, mein Kind bewegt sich seit ein paar Tagen weniger als sonst. Ist das ein Zeichen dafür, dass es ihm schlecht geht?

Machen Sie sich keine Sorgen: Solange Sie seine Bewegungen tagsüber häufiger spüren, ist alles in Ordnung, auch wenn es nicht mehr so wild turnt. Es hat jetzt einfach zu wenig Platz für mehr Bewegung. Es ist so gut wie ausgewachsen, und wenn es mit dem Köpfchen schon fest im Becken sitzt, ist es sogar noch ein wenig festgeklemmt. Auch die Menge des Fruchtwassers nimmt jetzt ab, und Ihr Kind schwebt nicht mehr ganz so schwerelos wie noch vor ein paar Wochen. Es kann sein, dass deshalb Babys Tritte gegen die Bauchdecke sogar hin und wieder schmerzhaft sind.

33. Ich bin jetzt in der 36. Schwangerschaftswoche, und mein Baby liegt immer noch mit dem Kopf nach oben. Ich möchte aber möglichst keinen Kaiserschnitt. Kann ich noch etwas tun, damit sich mein Kind dreht?

Sie selbst können Ihr Kind vielleicht zum Drehen veranlassen, indem Sie sich zweimal täglich für fünfzehn Minuten so hinlegen, dass Ihr Becken höher liegt als der Brustkorb, nämlich in der «Indischen Brücke». Das geht z. B. gut auf dem Boden liegend mit einem dicken Kissen unter dem Becken und den Unterschenkeln über der Sofalehne oder auf einem Hocker. Diese Lage ist für Mutter und Kind sehr unbequem, das Kind wird dadurch veranlasst, sich zu bewegen, um eine angenehmere Lage zu finden – möglichst mit dem Kopf in Richtung Beckenausgang.

Diese Maßnahmen können durch ein Heilverfahren der traditionellen chinesischen Medizin, die «Moxibustion», vorbereitet werden, die viele Hebammen beherrschen. Sie kann sogar als alleinige Anwendung das Kind zur Drehung veranlassen. Dabei werden «Zigarren» aus bestimmten Heilpflanzen über einem besonderen Akupunkturpunkt am kleinen Zeh abgebrannt. Keine Angst, es tut nicht weh, der Punkt wird nur erwärmt. Dadurch entspannt sich die Gebärmutter, und das Kind bewegt sich mehr. Immerhin lässt sich fast die Hälfte aller Kinder in Beckenendlage so zu einer Drehung bewegen.

Manche Kinder lassen sich durch sanften Druck von außen innerhalb des Mutterleibes wenden. Suchen Sie sich einen Geburtshelfer, der Erfahrung mit der so genannten äußeren Wende hat. Vor dieser Behandlung, die in der Klinik durchgeführt wird, macht der Arzt einen Ultraschall, um zu sehen, wo genau die Plazenta liegt. Außerdem bekommen Sie ein wehenhemmendes Medikament, damit die Gebärmutter sich nicht zusammenzieht und so den Raum verkleinert, den das Kind zum Drehen benötigt. Der Arzt fasst nun von außen mit der einen Hand den Po des Kindes und führt ihn nach oben. Mit der anderen Hand wird das Köpfchen rückwärts geführt. Aber nicht immer ist dieser Versuch erfolgreich. Lässt sich Ihr Baby nicht zum «Salto» motivieren, gibt es vermutlich einen Grund dafür, warum es verkehrt herum liegt.

34. Mein Baby hat sich trotz aller Versuche nicht gedreht. Kann ich trotzdem noch normal entbinden?

Auch wenn die Drehungsversuche erfolglos geblieben sind, muss nicht unbedingt ein Kaiserschnitt gemacht werden. Ist das Kind nicht zu groß (unter 3500 g) und sind die Voraussetzungen im knöchernen Becken der Mutter normal, kann das Baby durchaus normal geboren werden. Es gibt allerdings einige Gründe, warum sich nicht alle Geburtshelfer begeistert davon zeigen:

- Während der Wehen drückt nicht der harte Kopf des Babys auf den Beckenboden, sondern der weiche Po. Dadurch wird weniger wehenförderndes Hormon ausgeschüttet, d. h., die Geburt geht eventuell langsamer voran.
- Der weichere Po weitet die Geburtswege weniger als der relativ harte Kopf des Kindes.
- Die Nabelschnur führt neben dem großen, harten Kopf des Kindes zur Plazenta in die Gebärmutter zurück und wird in den engen Geburtswegen abgedrückt. D. h., die Geburtshelfer müssen dafür sorgen, dass der Kopf möglichst rasch nach dem Körper geboren wird. Darum wird meistens ein Damm-

schnitt gemacht, um die Geburt möglichst bald beenden zu können. Diese Probleme lassen sich aber von erfahrenen und geschickten Geburtshelfern durchaus meistern. Sie brauchen darum nicht in jedem Fall einen Kaiserschnitt, wenn Ihr Kind sich nicht von selbst in die richtige Lage dreht.

Sie sollten sich allerdings die innere Bereitschaft bewahren, notfalls auch einen Kaiserschnitt zu akzeptieren, denn manchmal werden die Gründe für die Lage des Kindes erst bei der Geburt ersichtlich. So können Verwachsungen der Gebärmutter, Nabelschnurumschlingungen oder eine zu kurze Nabelschnur u. Ä. zum einen eine rechtzeitige Wendung verhindern und zum anderen eine vaginale Entbindung manchmal unmöglich machen.

35. Unser erstes Kind kam wegen einer Beckenendlage durch einen Kaiserschnitt zur Welt. Besteht bei meiner jetzigen Schwangerschaft das Risiko einer erneuten Fehllage?

Wenn die ungünstige Lage des ersten Kindes nicht mit Besonderheiten Ihrer Beckenknochen oder mit Gebärmutterverwachsungen zusammenhing, gibt es jetzt kein erhöhtes Risiko für eine wiederholte Beckenendlage. Die Bedingungen, die das Kind selber mitbringt, z. B. seine Körperproportionen oder die Nabelschnurlänge, sind bei jeder Schwangerschaft unterschiedlich. Darum haben Sie eine große Chance, Ihr Kind ganz normal auf die Welt zu bringen.

36. Nach der Untersuchung beim Arzt hatte ich heute Schmierblutungen (40. SSW). Ist das bedenklich?

Nein, solange es sich nicht um eine hellrote, stärkere Blutung handelt, braucht Sie das nicht zu beunruhigen. Gegen Ende der Schwangerschaft ist die Gebärmutter besonders gut durchblutet. In manchen Fällen platzen dann bei Berührung des Muttermundes, z. B. mit dem Finger bei einer Untersuchung oder dem Penis beim Geschlechtsverkehr, kleine Gefäße an der Oberfläche, und es blutet dann leicht. Auch Vor- und Senkwehen können das Gewebe um den Muttermund schon so weit dehnen, dass diese Gefäße einreißen und etwas bluten. Wenig Blut mit etwas Schleim vermischt deutet eher auf einen solchen Vorgang als auf eine ernst zu nehmende Komplikation hin. Geht es wirklich auf die Geburt zu, kann der Abgang des blutdurchsetzten Schleimpfropfes aus dem Gebärmutterhals den Beginn der Geburt signalisieren, man spricht dann vom «Zeichnen» (s. Frage 47).

Ist Ihre Blutung allerdings periodenstark oder stärker, informieren Sie umgehend einen Arzt oder eine Hebamme. Das könnte ein Zeichen für eine vorzeitige Plazentalösung sein, was eine sofortige Schnittentbindung notwendig machen würde.

37. Meine Frauenärztin hat bei mir in der 32. SSW eine Gestose festgestellt und war sehr besorgt. Ist das denn wirklich so gefährlich für mein Baby?

Auch wenn ich Sie nicht zusätzlich beunruhigen möchte: leider ja. Gestose bezeichnet eine schwerwie-

Tipp

Schonen Sie sich und gönnen Sie sich sehr viel Ruhe und Schlaf. Pflegen Sie vor allen anderen Dingen jetzt Ihren eigenen Rhythmus. Wenn Sie bereits Kinder haben, sollten Sie sich von einer Haushaltshilfe unterstützen lassen. Ihre Krankenkasse trägt in diesem Fall die Kosten und wird Ihnen auch bei der Suche behilflich sein. Sie benötigen lediglich eine Verordnung Ihrer behandelnden Ärztin.
Ihre Ernährung sollte eiweiß- und kalorienreich sein. Gute Eiweißlieferanten sind Hülsenfrüchte, wie z. B. Linsen oder Kichererbsen, aber auch Getreide, mageres Fleisch, Kartoffeln und Tofu. Milch, Buttermilch, Joghurt, Magerquark und Schnittkäse weisen ebenfalls einen hohen Eiweißgehalt auf. Wenn Sie die Nahrungsmittel miteinander kombinieren, können Sie zusätzlich die Verwertbarkeit des Eiweißes steigern, z. B. Kartoffeln mit Kräuterquark, Hirse-Karotten-Auflauf mit gebratenem Tofu u. Ä.
Wird eine Gestose nicht rechtzeitig behandelt, kann dies ernsthafte Folgen für Mutter und Kind haben. Eine intensive und regelmäßige ärztliche Betreuung ist jetzt notwendig. Informationsmaterial und Ernährungstipps bekommen Sie bei der «Arbeitsgemeinschaft der Gestose Frauen e. V.» (s. Serviceteil).

gende Erkrankung, die ausschließlich in Zusammenhang mit der Schwangerschaft auftritt. Viele Jahre nahm man an, dass der Auslöser ein bestimmtes, vom Körper produziertes Gift sei, deshalb hieß diese Erkrankung früher auch «Schwangerschaftsvergiftung». Seit einigen Jahren wird sie als «hypertensive Erkrankung in der Schwangerschaft» (HES) oder als «schwangerschaftsinduzierte Hypertonie» (SIH) bezeichnet, da man immer einen Anstieg des Blutdruckes feststellen kann. Diskutiert wird auch, ob nicht ein Nährstoffmangel ausschlaggebend ist. Es wird deshalb neuerdings auch von einer «Stoffwechselstörung der Spätschwangerschaft» gesprochen.

5–10 % aller schwangeren Frauen sind von dieser Erkrankung betroffen, bei fast der Hälfte aller Frühgeburten ist eine Gestose die Ursache.

Warum es zu einer Gestose kommt, ist bis heute noch nicht sicher geklärt. Fest stehen allerdings die Symptome, von denen sich die Bezeichnung EPH-Gestose ableitet: Ödeme (engl. *E*dema), Eiweißausscheidung im Urin (*P*roteinuria) und Bluthochdruck (*H*ypertonie).

Treten diese Symptome gleichzeitig auf, kann das zu einer für das Kind lebensbedrohlichen Mangelversorgung führen. Die Durchblutung des Mutterkuchens ist dann nicht ausreichend gewährleistet. Bei der schwangeren Frau können in schweren Fällen Krämpfe, Bewusstlosigkeit und Organversagen auftreten.

Neben den schon beschriebenen Symptomen gibt es weitere Warnzeichen. Wenn diese – auch vereinzelt – auftreten, sollten Sie das sehr ernst nehmen und möglichst rasch Ihre Ärztin aufsuchen:

- Unruhegefühle
- Kopfschmerzen
- Augenflimmern
- Zittern in Armen oder Beinen
- Schmerzen im rechten Oberbauch

38. In meinem Mutterpass steht: Portio fast verstrichen, CK fingerdurchgängig. Was heißt das eigentlich?

Stellen Sie sich Ihre Gebärmutter wie eine riesige Birne vor, die mit dem Stiel nach unten in Ihrem Unterleib liegt. Der dicke, runde Anteil entspricht dem Gebärmutterkörper, dem so genannten Corpus uteri. Der schlankere, kolbenförmige Anteil entspricht dem Gebärmutterhals, auch Cervix uteri genannt, der im Inneren spindelförmig zum Cervixkanal (CK) erweitert ist. Die «Portio» ist nun der Teil des Gebärmutterhalses, der mit seinem unteren Anteil etwa 1 cm in das Scheidengewölbe hineinragt. Dort liegt die äußere Öffnung des Cervixkanals im Bereich der Portio, der äußere Muttermund.

Durch Wehen und den zunehmenden Druck des Kindes dehnt sich das Gewebe der Portio und wird ganz dünn. Der in die Scheide hineinragende Zapfen ist dann bei der vaginalen Untersuchung nicht mehr zu tasten: Die Portio ist «aufgebraucht» oder verstrichen. Der Cervixkanal beginnt sich zu öffnen. Das ist wie beim Anziehen eines Rollkragenpullis: Der Kopf dehnt den Kragen, damit die Öffnung breiter wird, gleichzeitig wird der Kragen dabei vorübergehend kürzer.

In Ihrem Fall ist die Öffnung bereits für einen Finger durchgängig, je nach Fingerbreite des Untersuchers also 1–2 cm. Leider schreiben Sie nicht, in welcher Schwangerschaftswoche Sie gerade sind. Wenn Sie bald am Termin oder auch schon darüber sind, kann es zwar immer noch ein wenig dauern, aber freuen Sie sich: Ihre Gebärmutter bereitet sich langsam auf die bevorstehende Geburt vor.

39. Ich bin in der 38. SSW. Bei der Untersuchung hat mein Arzt heute in den Mutterpass geschrieben: «Fruchtwassermenge reduziert». Ist das schlimm?

Nein, machen Sie sich keine Sorgen. In den letzten 2–3 Wochen vor der Geburt bilden die Eihäute und die Plazenta nicht mehr so viel Fruchtwasser, die Menge nimmt langsam ab. Sie selbst können das eventuell daran bemerken, dass Ihr Bauch ein bisschen kleiner wird oder Sie nicht mehr zu- bzw. vielleicht sogar abnehmen. Ihr Kind bewegt sich jetzt weniger, und Sie spüren seine Tritte noch deutlicher als zuvor. Die Abnahme der Fruchtwassermenge ist in diesem Stadium der Schwangerschaft ein Zeichen dafür, dass es dem Endspurt entgegengeht.

40. Meine Ärztin hat bei der letzten Untersuchung in der 40. SSW meinen Muttermund gedehnt, das hat sehr weh getan. Ist das denn wirklich notwendig?

Nein, das ist ein völlig unnötiger Eingriff. Diese bekanntermaßen schmerzhafte Dehnung ist eine alte Methode, um Wehen hervorzurufen. Außerdem lösen Ärzte (einige Hebammen leider auch) dabei oft die Fruchtblase von der Stelle am Muttermund, mit der sie die Schwangerschaft über verklebt ist. Bei dieser so genannten Eipollösung kann es sehr leicht zu einem vorzeitigen Blasensprung kommen. Die Geburt muss dann meistens eingeleitet werden, weil die Gebärmutter ja von selbst noch nicht geburtsbereit ist. Häufig führt dies zu Komplikationen, die mit etwas Geduld zu vermeiden gewesen wären. Sie brauchen solche schmerzhaften und im Normalfall sinnlosen Manipulationen nicht über sich ergehen zu lassen. Sagen Sie Ihrer Ärztin bei der nächsten Untersuchung, dass Sie mit ihrer Vorgehensweise nicht einverstanden sind.

41. Beim Ultraschall hat mein Arzt festgestellt, dass mein Baby über 4000 Gramm wiegen soll. Kann ich trotzdem normal entbinden?

Beim «Wachstums-Ultraschall» (Biometrie) werden Kopf, Brustkorb, Bauch und Oberschenkelknochen des ungeborenen Kindes vermessen. Daraus wird ein statistisches (kein individuelles) Gewicht geschätzt. Die Zuverlässigkeit der Aussagen über das künftige Geburtsgewicht ist aber einerseits abhängig von der Messgenauigkeit – und diese wiederum von der Erfahrung und dem Können des Untersuchers –, andererseits von der Anzahl der vergleichenden Untersuchungen. Eine einzige Messung hat nicht viel Aussagekraft.

Sie sollten sich auf keinen Fall beunruhigen lassen. Das geschätzte Gewicht des Kindes ist nur ein kleines Mosaiksteinchen im großen Bild der Geburt. Eine wichtigere Rolle spielen die Anzahl der vorausgegangenen Geburten, die Größe Ihres knöchernen Beckens, die Muskulatur Ihres Beckenbodens, die Anpassungsfähigkeit des kindlichen Kopfes an die Geburtswege und die Kraft der Wehen. Auch Faktoren wie Ihre Körpergröße und die Ihres Partners sollten bei einer Beurteilung mit einbezogen werden.

Seien Sie auf alle Fälle optimistisch und lassen Sie die Geburt erst einmal in Ruhe auf sich zukommen. Erst dann kann wirklich beurteilt werden, ob der normale Weg möglich ist. Das schwerste Kind, bei dessen Geburt ich die Eltern begleitet habe, wog übrigens 5600 g und wurde innerhalb von fünf Stunden ohne Dammschnitt völlig normal geboren ...

42. Woran kann ich merken, dass das Baby bald kommt?

Dafür gibt es unsichere und sichere Anzeichen. Ein unsicherer, aber häufiger Vorbote der baldigen Geburt ist der unbezähmbare Drang, das «Nest» noch in Ordnung zu bringen, den die meisten Frauen einige Tage vor der Geburt verspüren. Auch zunehmende Rückenschmerzen oder leichter Durchfall deuten kurz vor dem errechneten Termin darauf hin, dass es bald losgeht. Es kann sein, dass Ihr Kind sich jetzt nicht mehr so viel bewegt und Sie seine Bewegungen als schmerzhaft empfinden (s. Frage 32).

Setzt die Zeichenblutung ein (s. Frage 47), ist die Wahrscheinlichkeit, dass es nun bald losgeht, sehr groß. Ganz sicher können Sie sein, wenn die Fruchtblase springt oder Sie regelmäßige Wehen haben, die in ihrem Verlauf immer kräftiger werden (s. Frage 45).

43. Ich bin in der 33. SSW. Mein Bauch wird zwischendurch immer wieder hart. Sind das schon Wehen?

Ja und nein. Die Muskulatur der Gebärmutter zieht sich zwar bereits ab und zu zusammen, aber diese Form der Wehentätigkeit öffnet normalerweise noch nicht den Muttermund. Sie dient zum jetzigen Zeitpunkt dem reinen Muskeltraining, später werden diese Wehen das Kind in die richtige Geburtsposition «schieben». Das Hartwerden des Bauches, bei dem die Muskeln sozusagen üben, nennt man Vorwehen. In den letzten 4–6 Wochen vor der Geburt schieben die Senkwehen dann das Kind für die Geburt zurecht.

Am Ende der Schwangerschaft liegt das Kind zwar in der Regel schon mit dem Kopf nach unten in der Gebärmutter, aber der Kopf bewegt sich noch frei über der Beckenöffnung. Die Senkwehen schubsen das Köpfchen langsam so weit nach unten, dass es Fühlung mit der knöchernen Umrandung des Beckeneingangs aufnimmt. Stellen Sie sich vor, Sie müssten ein Ei durch eine ovale Öffnung schieben, dann müssen Sie es vorher auch richtig drehen, bis es durchpasst. Genau das ist die Funktion der Senkwehen. Darum tun sie auch meist noch nicht richtig weh, denn der Wehenschmerz geht von der Dehnung des Beckenbodens und des Muttermundes aus, und die findet bei Vor- und Senkwehen in der Regel noch nicht statt.

44. Ich würde gerne wissen, ob sich der Bauch vor der Geburt senken muss, oder ob das auch noch bei der Geburt möglich ist?

Die meisten schwangeren Frauen bemerken ca. 4–6 Wochen vor der Geburt ein verstärktes Ziehen im unteren Rücken, und der Bauch wird in unregelmäßigen Abständen hart. Kurze Zeit später fällt ihnen auf, dass sie nun wieder leichter atmen können und nichts mehr auf den Magen drückt. Dafür müssen sie nun häufiger und oft nur wegen ein paar Tropfen zur Toilette. Der Bauch hat sich gesenkt, d. h., die «Senkwehen» haben den unteren Anteil der Gebärmutter etwas gedehnt, sodass das Kind tiefer ins Becken rutschen konnte. Besonders bei Frauen, die einen sehr straffen Beckenboden oder schon mehrere Kinder geboren haben, passiert das manchmal erst, wenn die Fruchtblase springt und die Druckverhältnisse in der Gebärmutter sich ändern. Bevor die Geburt nicht begonnen hat, sollten Sie sich nicht verunsichern lassen: Das Ausbleiben der Senkwehen ist kein sicherer Hinweis darauf, dass das Kind eventuell nicht durch das Becken passt oder der errechnete Geburtstermin nicht stimmt.

45. Ich bin in der 38. SSW. Heute Nacht hatte ich zu Hause schon alle 7 Minuten Wehen. In der Klinik haben sie aber dann schlagartig aufgehört. Die Hebamme meinte, das seien Vorwehen, und hat mich wieder nach Hause geschickt. Wie kann ich die von richtigen Wehen unterscheiden?

Der viel zitierte «falsche Alarm» kommt sehr häufig vor, und die Unterscheidung ist auch für uns Hebammen nicht immer ganz einfach. Dazu kommt, dass jede Frau eine andere Wahrnehmung und ein anderes Schmerzempfinden hat. Aufregung, Unsicherheit oder die Sorge um das Kind können dazu führen, dass auch eine regelmäßige Wehentätigkeit mit dem Betreten der Klinik plötzlich erst einmal aufhört oder sich ganz beruhigt. Wenn Sie sich dort trotzdem sicherer fühlen, sprechen Sie mit der Hebamme darüber.

Vorwehen sind ein Zeichen für eine zunehmende Arbeitsbereitschaft der Gebärmutter. Sie sind in ihren Abständen, der Dauer und Stärke noch sehr unrhythmisch und lassen sich oft durch entspannende Maßnahmen beeinflussen. Eröffnungswehen dagegen kommen regelmäßig, nehmen an Häufigkeit und Dauer zu und sind in der Regel nicht mehr aufzuhalten. Der Übergang von Vor- zu Eröffnungswehen kann sich auch schon mal einige Tage hinziehen.

Nehmen Sie ein warmes, entspannendes Bad und versuchen Sie, etwas zu ruhen. Entweder hören Ihre Wehen auf, dann sind es Vorwehen, oder sie werden regelmäßiger und schmerzhafter, dann haben Sie mit dem warmen Bad Ihre Eröffnungswehen unterstützt.

46. Kann es passieren, dass ich Vor- und Senkwehen mit richtigen Wehen verwechsele und dann zu spät in die Klinik oder ins Geburtshaus aufbreche?

Das ist eine weit verbreitete Sorge, vor allem unter Erstgebärenden. Aber auch Frauen, die schon Kinder geboren haben, beschäftigt diese Frage immer wieder: Geht es nun los oder nicht?

Verlassen Sie sich darauf: Bei «echten» Geburtswehen werden Sie keine Zweifel mehr haben. Sie hören nicht auf, ihre Abstände werden immer kürzer, und ihre Kraft und Intensität nimmt zu – das spüren Sie.

Lassen Sie sich von Ihrer Hebamme oder Ihrem Arzt untersuchen. Vielleicht fällt es Ihnen schwer, sich zu entspannen, weil Sie unsicher sind, und werden gerade darum ständig von Wehen irritiert, die noch nicht geburtswirksam sind. Bereiten Sie rechtzeitig alles für die Geburt vor. Dann jagen Ihnen Wehen um die 36. Woche herum keinen Schreck mehr ein, Sie können sich besser entspannen – und damit die Qualität der Wehen auch besser unterscheiden. Vorwehen können bereits regelmäßig auftreten, sie haben aber die Eigenart, bei Entspannung wieder zu verschwinden. Bekommen Sie bei Belastung Wehen, wenn Sie z. B. etwas heben oder schnell gehen, und Sie wollen wissen, ob es «echte» Wehen sind, legen Sie sich entspannt aufs Sofa oder nehmen Sie ein warmes Bad. Hören sie dann auf, waren es Vorbereitungswehen. Tun sie das nicht oder werden sogar stärker und zunehmend schmerzhafter, sind es «echte» Wehen.

Tipp

Besonders die Betreuung von älteren Geschwistern will gut organisiert sein. Am besten schauen Sie sich nach jemandem um, der in den Wochen vor dem errechneten Geburtstermin so flexibel ist, dass er möglichst jederzeit zu Ihnen nach Hause kommen kann – selbst wenn es nur darum geht, Ihr älteres Kind zu betreuen, während Sie mit einem warmen Bad ein paar lästige Vorwehen vertreiben.

47. Ich bin in der 39. SSW. Heute ging ein zäher, leicht blutiger Schleim ab. Kann das schon den Beginn der Geburt bedeuten?

Die Auflösung des Schleimpfropfes, der den Gebärmutterhalskanal in der Schwangerschaft schützend verschließt, ist in der Tat ein erstes Anzeichen. Die Menge des Blutes, das diesen Schleim durchzieht, variiert von Frau zu Frau: Sind es bei der einen nur ein paar blutige Fäden, hat die nächste eine fast schon periodenstarke, «schleimige» Blutung. Das Blut stammt aus kleinen Blutgefäßen, die einreißen, wenn sich durch die langsame Öffnung der Gebärmutter der untere Anteil der Fruchtblase vom so genannten inneren Muttermund löst. Dieses «Zeichnen» kann auch schon ein paar Tage vor dem eigentlichen Geburtsbeginn auftreten. Freuen Sie sich: Es ist auf jeden Fall ein Hinweis darauf, dass Sie und Ihr Kind nun körperlich geburtsbereit sind.

48. In ein paar Tagen habe ich wegen der Steißlage unseres Kindes einen Termin zum Kaiserschnitt. Was mache ich, wenn ich vorher Wehen bekomme?

Der Termin für eine «primäre Sectio», also einen geplanten Kaiserschnitt, wird auf 1–2 Wochen vor dem errechneten Geburtstermin festgelegt, damit alle OP-Vorbereitungen in Ruhe, tagsüber und ohne Zeitdruck getroffen werden. Aber auch wenn Ihr Kind nicht mehr warten will, ist das im Allgemeinen kein Problem. Dann wird die primäre zur ungeplanten, d. h. sekundären, Sectio, und das hat den Vorteil, dass auch Ihr Kind spürt, dass die Geburt bevorsteht. Die Indikation zum sekundären Kaiserschnitt wird normalerweise dann gestellt, wenn die Geburt bereits begonnen hat und eine Weiterführung eine Gefahr für Mutter oder Kind bedeuten würde. In Geburtskliniken ist man auf diesen Fall stets vorbereitet.

Wenn Ihre Wehen also vor dem OP-Termin einsetzen, die Fruchtblase platzt oder Sie eine mehr als periodenstarke Blutung bekommen, rufen Sie am besten gleich die diensthabende Hebamme in Ihrer Klinik an. Sie wird, während Sie sich auf den Weg machen, alles Notwendige in die Wege leiten und das Operationsteam benachrichtigen.

Trinken oder essen Sie jetzt nichts mehr, auch keine Bonbons oder Kaugummis. Ihr Magen soll nämlich bei der Narkose möglichst leer sein. In seltenen Fällen kann es vorkommen, dass Sie durch die Medikamente oder den Beatmungsschlauch bei einer Vollnarkose würgen oder sich sogar erbrechen müssen. Dadurch könnten vorhandene Speisereste oder Magensäure in Ihre Lunge gelangen – eine Komplikation, die bei jeder Operation vorkommen kann. Auch wenn Sie eine PDA wünschen, sollten Sie nüchtern bleiben.

Wenn Sie nicht allzu aufgeregt sind, schminken Sie sich, bevor Sie ins Krankenhaus fahren, noch gründlich ab und entfernen Sie vor allem Ihren Nagellack. Der Anästhesist beurteilt nämlich Ihren Zustand während der Narkose auch anhand Ihrer Hautfarbe. Aber keine Sorge: Nagellackentferner gibt es auch noch im OP.

49. Ich habe gehört, dass auf Wunsch ein Kaiserschnitt gemacht wird, auch wenn keine Komplikationen vorliegen. Ich habe große Angst vor der Geburt und hätte lieber einen Kaiserschnitt. Kann ich dazu in jedes Krankenhaus gehen?

Nein, das können Sie nicht. Auch wenn in Zeiten begrenzter Budgets einige Kliniken darin eine Möglichkeit zu Mehreinnahmen entdeckt haben, gibt es doch in den meisten Krankenhäusern (noch?) keinen Kaiserschnitt ohne medizinische Notwendigkeit.

Ein Kaiserschnitt ist eine lebenserhaltende Bauchoperation, wenn es Mutter oder Kind schlecht geht oder eine vaginale Geburt unmöglich ist. Noch wichtiger: Sie ist trotz unseres hohen medizinischen Standards immer noch gefährlicher als eine normale Geburt und die Hauptursache der Müttersterblichkeit in Europa.

Wenn Sie so große Angst vor der Geburt haben, sprechen Sie mit Ihrer Hebamme und Ihrer Frauenärztin darüber, tauschen Sie sich im Geburtsvorbereitungskurs mit anderen aus und lassen Sie sich Erfahrungen von Frauen schildern, die bereits einen Kaiserschnitt hatten.

Leider werden die Risiken und Folgen durch die Publicity, die das Thema «Wunschkaiserschnitt» derzeit in den Medien genießt, sehr oft verharmlost. Neben den Nachwirkungen der Operation auf die Mutter gibt es auch eine ganze Menge körperlicher und seelischer Auswirkungen auf das Kind, die wir in ihrer Tragweite heute noch gar nicht vollständig überblicken können. Ich empfehle Ihnen, sich vor einer so wichtigen Entscheidung eingehend über das Pro und Contra des Themas zu informieren. Das Buch «Kaiserschnitt auf Wunsch» von Annette Bopp (s. Literaturtipps) ist dazu gut geeignet.

50. Der Dammschnitt, den ich bei der Geburt meiner Tochter vor sieben Jahren bekam, war das Schlimmste an der ganzen Entbindung. Muss ich nun bei meinem zweiten Kind wieder mit einem Schnitt rechnen?

Glaubt man den – zumeist ärztlichen – Verfechtern dieser Maßnahme, so sollen routinemäßige Dammschnitte (Episiotomien) angeblich den Beckenboden entlasten und unwillkürlichem Urinverlust (Harninkontinenz) vorbeugen. Das allerdings haben neue wissenschaftliche Untersuchungen eindeutig widerlegt. Die Rate an Frauen mit schwachem Beckenboden, die nicht geboren haben, ist fast genauso hoch wie die der Mütter.

Leider gibt es immer noch Kliniken, in denen ein Dammschnitt generell bei allen Erstgebärenden und bei Frauen, die bereits eine Episiotomie hatten, gemacht wird. Schneiden Sie das Thema am besten gleich beim Aufnahmegespräch im Krankenhaus bei Ärzten und Hebammen an und erklären Sie sich mit der Durchführung eines Dammschnittes nur für den Fall einverstanden, dass es Ihrem Baby in der Austreibungsperiode schlecht gehen sollte. Dann benötigt man manchmal etwas mehr Platz, um das Baby schnell entwickeln zu können und den Druck auf seinen Kopf etwas zu verringern, z. B. bei einer Fühgeburt. Das ist wirklich der einzige Grund, eine Episiotomie auf sich zu nehmen.

Wenn Sie Ihr Kind in einem Geburtshaus oder mit einer Beleghebamme bekommen möchten, haben Sie ja bereits in der Schwangerschaft Gelegenheit, das Thema anzusprechen. Durch das erste Kind ist Ihr Dammgewebe bereits etwas «vorgedehnt». Eventuell werden die Hebammen es, falls überhaupt nötig, bei der Geburt eher etwas reißen lassen, weil ein Riss meistens besser verheilt als ein Schnitt.

Bereiten Sie Ihren Damm mit einer speziellen Form der Massage (s. Frage 11) auf die Geburt vor, dann ist Ihre Chance, einen weiteren Schnitt oder einen Riss zu vermeiden, auf jeden Fall größer.

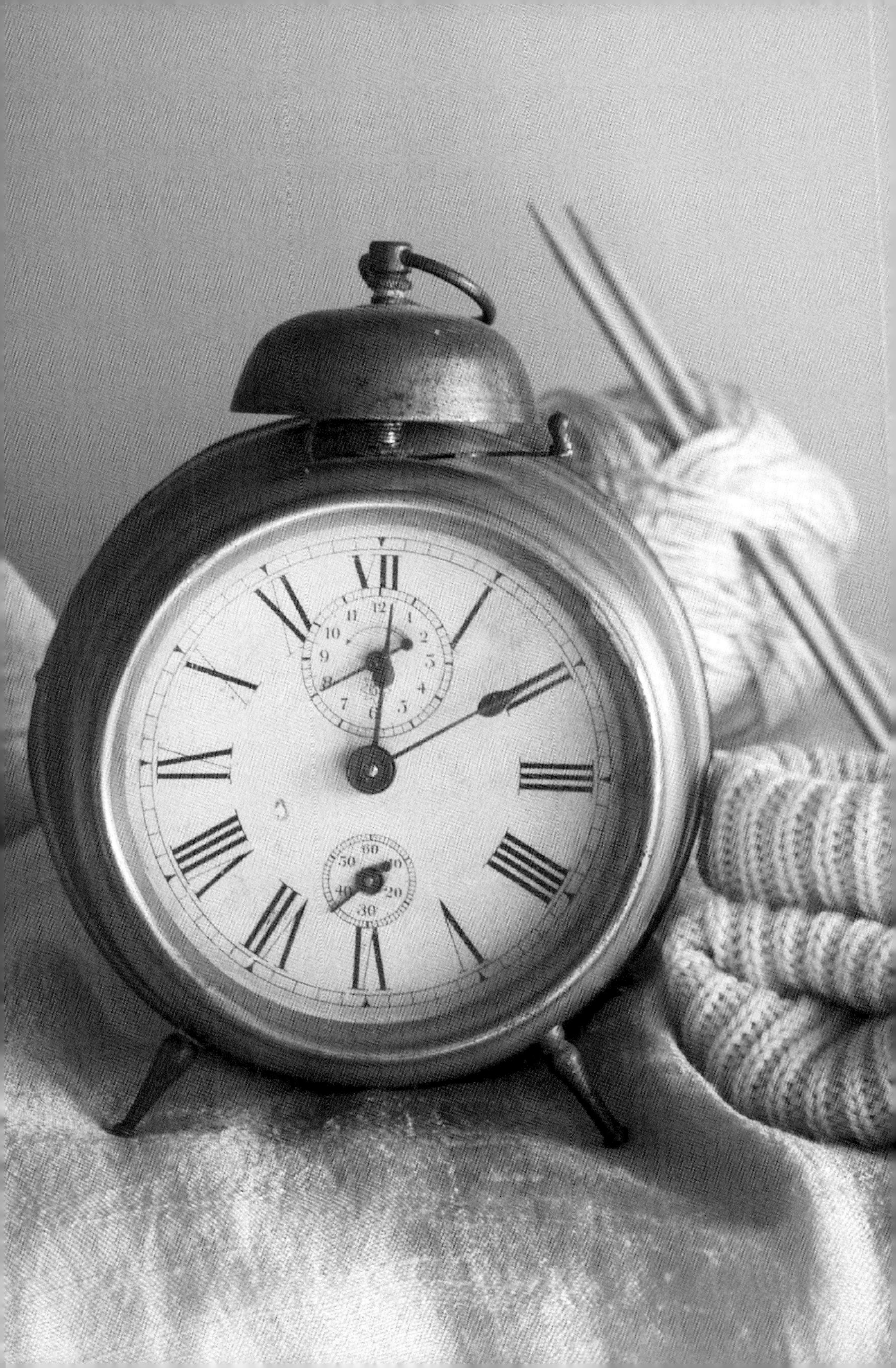

Kapitel 4 |

Wenn das Baby nicht zur rechten Zeit kommt

Fragen: Nr. 51 bis 61

51. Was soll ich tun, wenn mein Kind zu früh kommt?

Von einer Frühgeburt spricht man generell bei Geburten vor der 37. Schwangerschaftswoche. Augenblicklich liegt die unterste Grenze für die Zeit, ab der ein Kind lebensfähig ist, etwa um die 24. Schwangerschaftswoche.

Je früher das Kind geboren wird, umso wichtiger ist es, dass es in einem Krankenhaus zur Welt kommt, das über eine angeschlossene Kinderklinik oder sogar eine Neugeborenen-Intensivabteilung (Neonatologie) verfügt. Dort kennt man die Besonderheiten des noch unreifen kindlichen Organismus und ist personell und medizinisch jederzeit auf die Versorgung und Betreuung der «Frühchen» eingerichtet.

Anzeichen für die Gefahr einer Frühgeburt sind:

- Starke, ziehende Schmerzen im Bereich des unteren Rückens
- Druckgefühle im Unterleib, «alles drückt nach unten»
- Ziehen und Schmerzen wie bei der Menstruation
- Bis zur 28. SSW mehr als 3 Wehen pro Stunde, ab der 32. SSW mehr als 5 Wehen pro Stunde
- Frühzeitige Öffnung des Muttermundes
- Bakterielle oder virale Infektionen der Geburtswege
- Blasensprung (s. Frage 62) vor der 36. SSW

Wenn sich Ihr Kind also zu früh auf den Weg macht, legen Sie sich sofort hin und nehmen Sie zur Hochlagerung Ihres Beckens ein festes (Keil-)Kissen unter den Po. Das entlastet Ihren Muttermund und verhindert bei einem Blasensprung Komplikationen wie das Vorfallen der Nabelschnur in die Scheide.

Lassen Sie sich dann mit dem Krankenwagen liegend in die nächste entsprechende Klinik fahren. Dort wird man je nach Schwangerschaftsalter, bisherigem Geburtsverlauf und dem Befinden des Kindes entscheiden, ob noch eine Möglichkeit zur Ruhigstellung mit wehenhemmenden Medikamenten besteht oder die aktive Weiterführung der Geburt besser für Sie und Ihr Kind ist.

52. Kann ein Baby, das zu spät geboren wird, größer als normal werden?

Nein, ein Kind wächst nicht unentwegt weiter. Gegen Ende der Schwangerschaft ist die Plazenta zu klein, um das Kind im Mutterleib noch ernähren zu können. Und auch die Funktionsfähigkeit der Plazenta lässt nach. Das

Gewebe altert und erfüllt seine bisherigen Aufgaben immer weniger. Die eigentliche Sorge gegen Ende der Schwangerschaft gilt also eher einer Mangelversorgung des Kindes als einer Überversorgung und damit einem übermäßigen Wachstum.

53. Ich bin heute fünf Tage über dem Termin. Woran erkennt man, ob das Kind noch ausreichend versorgt wird?

Dazu gibt es verschiedene Möglichkeiten:

Durch ein spezielles Ultraschallverfahren, die «Dopplersonographie», kann anhand einer Messung des Blutflusses sehr zuverlässig festgestellt werden, ob die intrauterine Sauer- und Nährstoffversorgung des Kindes gewährleistet ist. Eine solche Untersuchung wird z. B. durchgeführt, wenn das Kind nicht richtig wächst oder Sie einen hohen Blutdruck oder eine Gestose haben. Auch bei einer Terminüberschreitung von mehr als 10 Tagen oder bei Raucherinnen machen sich die Ärzte so einen Eindruck von der Durchblutung der Plazenta und vom Herz-Kreislauf-System des Kindes, um eine unzureichende Versorgung rechtzeitig feststellen zu können.

Auch an bestimmten Hormonwerten im mütterlichen Blut kann man erkennen, ob die Plazenta noch ausreichend funktioniert.

Bei einem Wehenbelastungstest (s. Frage 56) lässt sich sehen, ob das Kind unter einer Belastung noch genügend Sauerstoff bekommt. Ist die Plazenta bereits schlecht durchblutet, weil sie z. B. «überaltert» ist, wird sie unter Wehen nur wenig Sauerstoff zum Kind transportieren können. Im CTG fällt dann die kindliche Herztonfrequenz ab.

Eine weitere Möglichkeit ist die Fruchtwasserspiegelung (s. Frage 54), die allerdings mehr und mehr von den zuverlässigeren Ultraschalluntersuchungen abgelöst wird. Gerät ein Kind im Mutterleib unter Stress, scheidet es vorzeitig Kindspech (Mekonium) aus dem Darm aus. Dadurch färbt sich das Fruchtwasser grünlich. Man kann nun mit einem kleinen Metallrohr, das durch den Muttermund bis dicht an die Fruchtblase geschoben wird, erkennen, ob das Fruchtwasser noch klar ist. Hat es sich verfärbt, geht es dem Kind meistens nicht mehr gut.

Wenn aus diesen Untersuchungen auf eine noch ausreichende Versorgung geschlossen werden kann, wird man auch bei einer deutlichen Überschreitung des Geburtstermins abwarten und nichts unternehmen. Zeigt sich allerdings, dass die Plazenta nicht mehr richtig arbeitet, wird man versuchen, die Geburt in Gang zu bringen (s. Frage 74).

54. Ich bin 6 Tage über Termin, und mein Arzt möchte jetzt jeden Tag eine Fruchtwasseruntersuchung machen. Ich weiß aber gar nicht, warum. Können Sie mir das erklären?

Durch die Fruchtwasserspiegelung, auch Amnioskopie genannt, möchte Ihr Arzt sich einen Eindruck von der Farbe und Menge des Fruchtwassers machen, um den Geburtstermin und das Befinden des Kindes zu beurteilen. Solange die Flüssigkeit in der Fruchtblase noch klar oder leicht milchig ist und die kindlichen Herztöne in Ordnung sind, besteht kein Grund zur aktiven Geburtseinleitung. Wenn sogar noch weiße Flöckchen von Käseschmiere (s. Frage 90) im Fruchtwasser schwimmen, ist das Kind mit Sicherheit noch nicht übertragen. Bedenklich wird es erst, wenn das Fruchtwasser verfärbt ist (s. Frage 53).

Der Amnioskopie allein kommt aber heute aufgrund der Möglichkeiten, die Herztonerfassung mit dem CTG und verschiedene Ultraschallverfahren (s. Frage 53) bieten, keine große Bedeutung mehr zu. Wenn das kindliche Köpfchen schon fest im Becken ist, kann man nämlich nur den Teil der Fruchtblase spiegeln, der davor liegt, das freie Fruchtwasser dahinter sieht man gar nicht. Außerdem springt durch die Manipulation am Muttermund häufiger als normal die Fruchtblase. In vielen Fällen muss die Geburt dann eingeleitet werden.

55. Ich bin schon 9 Tage über den errechneten Termin und habe ausgerechnet heute einen furchtbaren Schnupfen bekommen. Kann mein Kind sich bei der Geburt anstecken?

Die üblichen Erkältungskrankheiten sind in den meisten Fällen eher harmlose Virusinfekte, gegen die sich auch mit Medikamenten kaum etwas ausrichten lässt. Vielleicht kennen Sie das geflügelte Wort: «Ohne Arzneimittel dauert eine Erkältung sieben Tage, mit Arzneimitteln nur eine Woche»? Unterstützende Maßnahmen wie Inhalationen, Wickel oder Tees helfen jetzt Ihrem Körper, sich selbst zu heilen.

Sollte Ihr Kind geboren werden,

während Sie erkältet sind, braucht Ihnen das keine Sorgen zu machen. Wenn Sie Ihr Kind stillen, bekommt es über die Muttermilch genau die passenden Antikörper gegen diese Erkrankung und ist dadurch am besten geschützt. Keinesfalls steckt es sich über die Milch an – genau das Gegenteil ist der Fall.

Sie selbst sollten jetzt viel trinken und zur Geburt auf jeden Fall kochsalzhaltige Nasentropfen und unbedingt einen Lippenpflegestift mitnehmen. Durch das Atmen trocknen die Schleimhäute der Atmungsorgane und die Lippen noch mehr aus als sonst. Bitten Sie Ihre Hebamme, im Geburtszimmer ein paar nasse Mullwindeln aufzuhängen, um die Raumluft zu befeuchten. Ein Zusatz von einigen Spritzern Fichtennadel-Bademilch erleichtert Ihnen das Atmen und entspannt.

56. Weil ich elf Tage über dem errechneten Entbindungstermin bin, will mein Arzt einen Wehenbelastungstest machen. Was ist das genau?

Gegen Ende der Schwangerschaft gibt die Plazenta ihre Funktionen, und damit auch die Sauerstoffversorgung des Kindes, langsam auf.

Mit einem Wehenbelastungstest kann überprüft werden, ob der Mutterkuchen noch gut genug arbeitet, um das Kind auch bei einer alltäglichen Belastung wie z. B. Treppensteigen oder unter Wehen ausreichend mit Sauerstoff zu versorgen. Das ist bei einer Terminüberschreitung von mehr als 10 Tagen notwendig oder wenn bei einer CTG-Kontrolle die kindliche Herzfrequenz von der Norm abweicht.

Wehenbelastungstests werden meistens im Krankenhaus durchgeführt. Sehr wahrscheinlich wird man Sie bitten, dazu morgens nüchtern zu bleiben. Zuerst wird dann eine halbe Stunde lang ein CTG geschrieben. Das ist wichtig, um sicher zu sein, dass Sie nicht bereits Wehen haben und es Ihrem Kind im Moment und ohne Belastung gut geht.

Bei einem normalen CTG wird Ihnen dann über eine Kanüle im Arm eine Infusion angelegt, die eine bestimmte Konzentration des Wehenhormons Oxytocin enthält. Der Test heißt deshalb auch Oxytocinbelastungstest (OBT). Bei kontinuierlicher Aufzeichnung der kindlichen Herztöne wird die Dosierung im halbstündigen Rhythmus erhöht, bis Wehen auftreten oder, sollte dies nicht der Fall sein, die festgelegte Höchstdosierung erreicht ist.

Nach 30 Minuten regelmäßiger Wehentätigkeit wird der Test, wenn alles in Ordnung ist, beendet, Sie dürfen wieder herumlaufen und auch etwas essen. In vielen Fällen reicht die Gabe des Oxytocins aus, um die eigene Wehentätigkeit anzuregen: Die Geburt nimmt ihren Lauf. Passiert nichts, kann nach zwei Tagen ein erneuter OBT durchgeführt werden. Ein kleiner Trost: Oft sind die Kinder aber doch schneller …

57. Was passiert, wenn der Wehenbelastungstest schlecht ausfällt? Wird gleich ein Kaiserschnitt gemacht?

Das hängt im Wesentlichen davon ab, wie es Ihrem Kind geht. Nur sehr selten ist wirklich ein sofortiger Kaiserschnitt notwendig. In den meisten Fällen wird das geburtshilfliche Team versuchen, die Geburt mit einer weiteren Oxytocingabe einzuleiten, damit Sie möglichst auf normalem Wege gebären können. Dabei werden selbstverständlich die kindlichen Herztöne die ganze Zeit über mit dem CTG überwacht, sodass man sofort sehen kann, wenn sich der Zustand des Kindes verschlechtert.

Verständlicherweise ist eine Geburtseinleitung unter diesen Vorzeichen eine sehr schwierige und angstbesetzte Angelegenheit für die werdende Mutter. Nehmen Sie die Situation so an, wie sie ist, und vertrauen Sie darauf, dass Ihnen in dieser besonderen Lage auch besondere Kräfte zur Verfügung stehen werden. Versuchen Sie trotzdem zu entspannen und achten Sie darauf, dass Sie Ihren Atem nicht anhalten. Gleichmäßiges, tiefes Atmen versorgt Ihr Baby mit einer Extraportion Sauerstoff, die es nun dringend benötigt.

Auch wenn es Ihnen jetzt schwer fällt loszulassen, es gibt einen weiteren wichtigen medizinischen Grund: Angst und Stress gehen mit einer erhöhten Adrenalinausschüttung einher, die uns normalerweise befähigt, schnell zu reagieren und im Bedarfsfall zu fliehen. Für die Geburt ist die Bereitstellung von Adrenalin aber eher ungünstig, denn das Stresshormon Adrenalin verringert die Bildung des Wehenhormons Oxytocin. Und Oxytocin brauchen Sie in dieser Situation dringend für Ihre Geburtsarbeit.

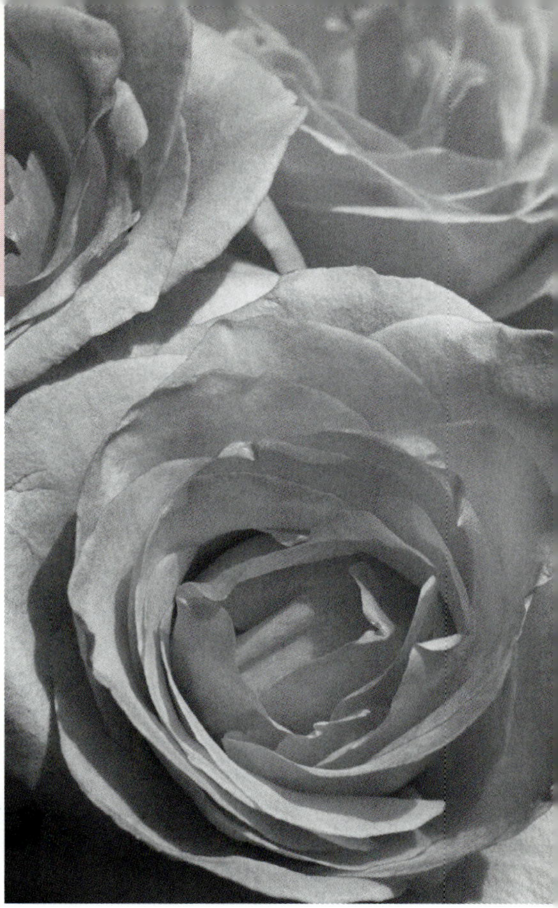

58. Ich bin jetzt 10 Tage über Termin, aber außer ein paar unregelmäßigen Wehen tut sich gar nichts. Was kann ich machen, damit das Baby endlich kommt?

Am Termin signalisieren auch unregelmäßige Wehen die Geburtsbereitschaft. Das ist ein gutes Vorzeichen. Ohne diese Bereitschaft des Organismus nutzen nämlich auch die besten Tipps oft nichts.

Sie sollten sich, auch wenn es Ihnen jetzt schwer fällt, viel bewegen. Ideal ist Schwimmen, weil Sie sich dabei ganz leicht fühlen und Ihre Gelenke entlasten. Das warme Wasser entspannt und fördert die Durchblutung. Wenn Sie wegen des Infektionsrisikos nicht mehr schwimmen mögen, nehmen Sie zu Hause ausgedehnte Wannenbäder, eventuell mit einem Zusatz von Lavendel oder Rose. Wählen Sie die Badetemperatur aber nicht zu heiß, das belastet Ihren Kreislauf unnötig. Auch ausgedehnte Spaziergänge oder kleinere Radtouren helfen.

Wenn Sie unregelmäßige Wehen haben, nehmen Sie ein warmes Fußbad und lassen sich anschließend eine Fußmassage mit einem durchwärmenden Öl geben. Danach halten Sie Ihre Füße mit dicken Socken warm.

Vielleicht haben Sie auch Lust auf Sex? Sperma enthält sehr viel körpereigenes Prostaglandin, und das können Sie sich jetzt zunutze machen. Wichtig ist dabei aber, dass das Ejakulat eine Zeit lang vor dem Muttermund liegen bleibt. Beziehen Sie beim Liebesspiel auch die Brustwarzen mit ein. Die sanfte Stimulation regt die natürliche Produktion des Wehenhormons Oxytocin an und hilft so, Ihr Baby zur Welt zu locken.

59. Hat Rizinusöl zur sanften Geburtseinleitung Nebenwirkungen, oder kann ich es unbesorgt ausprobieren?

Dieses altbekannte Mittel ist nicht so harmlos, wie oft angenommen wird, «sanft» ist es schon gar nicht. Rizinusöl wirkt in der Schwangerschaft ähnlich wie Prostaglandin-Zäpfchen (s. Frage 60) und kann wirklich sehr starke Wehen auslösen.

Das traditionell gegen Verstopfung angewandte Öl wird aus den Samen der Rizinuspflanze gewonnen und enthält Rizinolsäure, die nach der Einnahme im Dünndarm freigesetzt wird. Durch den Entzug von Wasser und Mineralstoffen aus dem Körper entsteht eine vergrößerte und erweichte Stuhlmenge und damit die abführende Wirkung. Zusätzlich reizt Rizinolsäure die Darmschleimhaut, wodurch ebenfalls eine abführende Wirkung entsteht. Durch die plötzlichen, heftigen Muskelkrämpfe des Darmes wird dem Organismus signalisiert, dass sich die Lebensbedingungen für das Kind verschlechtern. Darauf reagiert die Gebärmutter mit Wehen, die allerdings nur dann eine Öffnung des Muttermunds bewirken, wenn Sie ohnehin geburtsbereit sind.

Sie sollten Rizinusöl also keinesfalls ohne kompetente Geburtsbegleitung anwenden, weil Sie sonst gar nicht wissen, wie Ihr Kind auf diesen Stress reagiert.

Auf so genannte Wehencocktails, wie sie momentan in vielen Ratgebern und im Internet zu finden sind, sollten Sie auch noch aus einem anderen Grund verzichten: Fast alle Rezepte enthalten Hochprozentiges wie Wodka, Schnaps, Gin oder Whisky. Abgesehen davon, dass der Abbau des Alkohols Ihre und die kindliche Leber belastet, erweitert er auch die Blutgefäße, was negative Auswirkungen auf die Sauerstoffversorgung haben kann. Das Risiko, das Sie mit dieser Maßnahme eingehen, steht also in keinem Verhältnis zum Nutzen.

60. Morgen soll ich in die Klinik zur Prostaglandin-Einleitung. Was passiert da mit mir?

Prostaglandine sind hormonähnliche Substanzen, die in fast allen Organen gebildet werden. Gegen Ende der Schwangerschaft bildet auch die Gebärmutter vermehrt Prostaglandine: Sie spielen für eine Auflockerung des Gewebes und das Ingangkommen der Wehen eine große Rolle.

In der Klinik wird Ihnen der Arzt ein stark konzentriertes, synthetisches Prostaglandin entweder in Form einer Tablette oder als Gel in den Gebärmutterhalskanal einlegen, um den Muttermund weich und geburtsbereit zu machen und die Wehen anzuregen.

Anschließend werden die kindlichen Herztöne aufgezeichnet, Ihr Blutdruck gemessen, und dann dürfen Sie spazieren gehen. In den meisten Kliniken ist es üblich, dass Sie sich bis zum Wirkungseintritt des Arzneimittels zweistündlich im Kreißsaal zur CTG-Kontrolle melden. Ob und wann Sie Wehen bekommen, lässt sich nicht voraussagen, das ist bei jeder Frau anders und kann schon mal 10–12 Stunden dauern. Bei manchen Schwangeren tut sich auch gar nichts, andere wiederum bekommen sofort nach der Einlage Wehen, manchmal auch nur Bauchschmerzen oder sogar Durchfall. Oft legen Ärzte nach einigen Stunden nochmals eine Tablette nach.

61. Stimmt es, dass künstliche Wehen mehr wehtun als normale?

In gewisser Weise stimmt das. Normalerweise kommen Wehen langsam in Gang und finden unbeeinflusst zu einem Rhythmus und einer Intensitätssteigerung, die Gebärende gut verarbeiten können. Das ist bei einer Geburtseinleitung mit Wehenmitteln nicht immer der Fall. Der Wirkungseintritt ist nicht vorhersehbar, sehr oft werden die Frauen von der abrupten und kaum steuerbaren Macht der Wehen regelrecht überrascht. Sie haben dadurch den Eindruck, diese künstlich erzeugten Wehen seien viel heftiger.

Bei der Schmerzverarbeitung unter der Geburt spielt vor allem das seelische Empfinden eine große Rolle. Viele Frauen haben bei einer Einleitung das Gefühl, noch nicht geburtsbereit zu sein oder, weil sie nicht von selbst Wehen bekommen, sogar versagt zu haben. Oft sind sie dann verspannt, verkrampft und fühlen sich überfordert. Bei einer Einleitung mittels Wehentropf sind sie durch die Infusionsschläuche auch noch in ihrer Bewegungsfreiheit stark eingeschränkt. Diese Faktoren können die Schmerzempfindung erheblich verstärken, auch wenn die physikalische Messung der Wehenstärke keinen Unterschied zwischen künstlichen und normalen Wehen zeigt.

Eine Geburt sollte also nur dann eingeleitet werden, wenn es medizinisch notwendig ist und nicht etwa, weil Eltern ein bestimmtes Geburtsdatum wünschen oder der Partner nur an Tag X Zeit hat, um bei der Geburt anwesend zu sein.

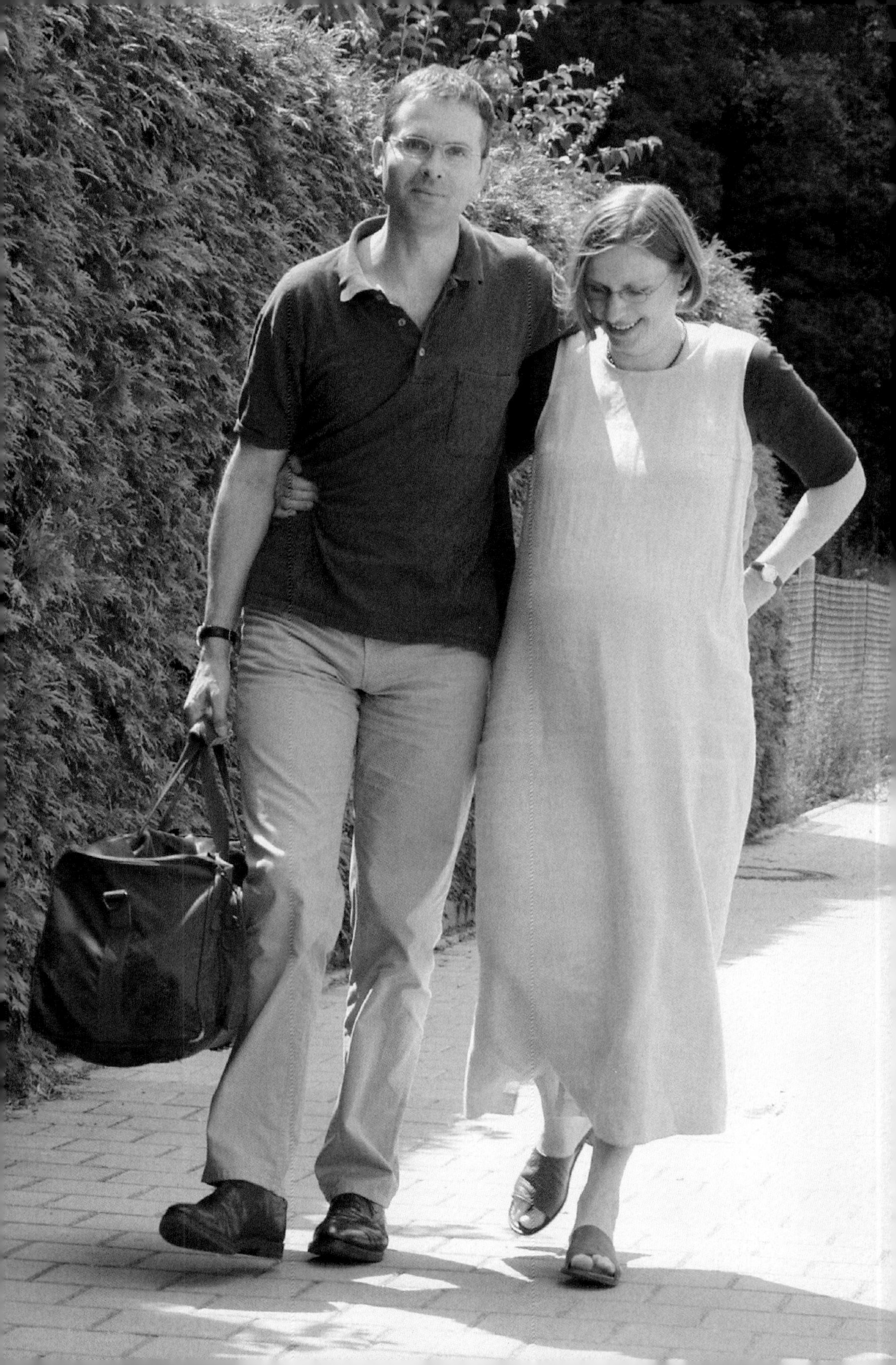

Kapitel 5 |

Es ist so weit: Die Geburt nimmt ihren Lauf

Fragen: Nr. 62 bis 73

62. Muss ich bei einem Blasensprung sofort ins Krankenhaus?

Ein Blasensprung ist ein sicheres Anzeichen dafür, dass die Geburt begonnen hat. Es ist allerdings manchmal gar nicht so einfach, selbst festzustellen, ob die Fruchtblase nun tatsächlich gesprungen ist oder Sie lediglich ein bisschen Urin oder Schleim verloren haben.

Wenn die Fruchtblase lange vor dem errechneten Termin platzt, also die Gefahr einer Frühgeburt besteht, laufen Sie nicht mehr herum, sondern lassen Sie sich sofort liegend in eine Klinik mit angeschlossener Kinderklinik transportieren (s. Frage 51). Der Liegend-Transport ist wichtig, damit die Nabelschnur nicht vor das Köpfchen des Kindes fällt und dann eventuell abgedrückt wird. Das gilt auch für den Fall, dass der Kopf noch nicht fest im Becken ist. Fragen Sie bei den letzten Untersuchungen Ihre Hebamme oder Ihren Arzt danach. Wenn der Kopf fest ist, dichtet er sozusagen ab, und es kann nichts mehr passieren. Dann dürfen Sie beruhigt aufrechte Positionen einnehmen und herumlaufen. Benachrichtigen Sie auf jeden Fall Ihre Hebamme oder Ihren Arzt. Das ist auch deshalb wichtig, weil durch die Öffnung der Fruchtblase nun ungehindert Keime in das Innere der Gebärmutter eindringen, die sich vermehren und zu Infektionen bei Mutter und Kind führen können. Bei einem vorzeitigen Blasensprung, d. h., wenn die Fruchtblase vor Beginn der Wehentätigkeit springt, wird man deshalb die Geburt je nach Klinik nach 6–24 Stunden einleiten. Haben Sie bereits Wehen, besteht kein Grund zur medizinischen Intervention.

63. Darf ich vor und während der Geburt noch etwas essen, oder muss ich nüchtern bleiben?

Können Sie sich vorstellen, nüchtern auf eine Bergtour zu gehen? Auch eine Geburt ist eine körperliche und seelische Hochleistung, bei der Sie all Ihre Reserven mobilisieren müssen. Zu einer normalen Geburt müssen Sie deshalb nicht nüchtern bleiben, das gilt nur für den geplanten Kaiserschnitt, weil Sie dazu ja eine Narkose bekommen (s. Frage 83).

Gerade wenn Sie zum ersten Mal Mutter werden, kann sich die Geburt über einen längeren Zeitraum hinziehen. Manchmal öffnet sich der Muttermund ein paar Zentimeter, und dann ist erst einmal «Pause». Haben Sie dann das Bedürfnis, etwas Leichtes zu essen, spricht im Normalfall nichts dagegen. Nehmen Sie Obst, ein paar Kekse, Müsliriegel oder Joghurt mit, auch warmer Tee mit Honig belebt und gibt Energie. In manchen Kliniken werden sogar Suppen für zwischendurch angeboten. Denken Sie auch an genügend Proviant für den werdenden Vater.

Schreitet die Geburt voran, zieht sich der große Gebärmuttermuskel alle 1–2 Minuten zusammen – jetzt etwas zu essen, wäre genauso, als ob ein Leistungssportler auf dem Höhepunkt seines Wettkampfs ein Steak mit Bratkartoffeln verdrücken wollte. Ihr Körper wird so intensiv mit der Muskelarbeit beschäftigt sein und schmerzlindernde Hormone produzieren, dass ein Hungergefühl gar nicht erst entsteht.

64. Bekomme ich vor der Geburt wirklich noch einen Einlauf? Ich habe schon so viel Schreckliches darüber gehört.

Diese altbekannte Wasseranwendung ist besser als ihr Ruf. Zwar hat man in jüngeren Untersuchungen nachgewiesen, dass eine routinemäßige Anwendung von Einläufen oder Klistieren keine Auswirkung auf den Geburtsverlauf hat, trotzdem kann die Reinigung des Darmes vor der Geburt sehr entlastend sein.

Viele Frauen leiden in den Tagen vor der Geburt unter Verstopfung. Bei der Untersuchung kann man durch die Scheide oft fühlen, dass der Darm stark gefüllt und druckempfindlich ist. Davon abgesehen, dass viele Gebärende sich unnötig schämen, wenn bei der Geburt etwas Stuhl austritt, ist ein voller Darm ein Hindernis für das tiefer tretende kindliche Köpfchen. Hier schafft ein Einlauf Platz und Erleichterung.

Wenn Sie einen Einlauf bekommen, fragen Sie unbedingt vorher, wo die nächste Toilette ist, und bitten Sie Ihren Partner oder Ihre Hebamme, dafür zu sorgen, dass sie auch frei bleibt. Bei einem Blasensprung (s. Frage 62) gibt es in der Regel keinen Einlauf mehr.

65. Ich habe gehört, dass eine Geburt verschiedene Phasen hat. Können Sie mir dazu etwas sagen?

Ja, eine normale Geburt hat vier unterschiedliche Phasen:

1. Eröffnungsperiode

In der Eröffnungsperiode verkürzt sich unter den einsetzenden Eröffnungswehen zunächst der Gebärmutterhals, bis er ganz verschwunden ist. Dann ziehen diese Wehen den Muttermund bis zu einer Größe von ca. 10 cm auf. Dabei wird das Gewebe im unteren Bereich der Gebärmutter dünner und der obere Anteil fester und dicker. So kann der Uterus später genügend Kraft entwickeln, das Kind bei der Geburt nach unten zu schieben. Die Phase der Eröffnung dauert erfahrungsgemäß am längsten, beim ersten Kind sind es durchschnittlich 12–14 Stunden. Lassen Sie sich davon nicht abschrecken, Sie können Ihre Wehen selbst gut unterstützen, indem Sie möglichst aufrechte Positionen wählen (s. Frage 67) und sich sowohl während der Wehen als auch in den Pausen dazwischen viel bewegen. Gehen Sie dabei aber nicht über Ihre Grenzen, Verschnaufpausen sind zwischendurch wichtig, damit Sie auch den Rest der Geburt kraftvoll aktiv sein können.

Eine positive Einstellung zu der Arbeit, die Ihr Kind und Ihr Körper nun leisten, macht es Ihnen leichter, den Wehenschmerz zu akzeptieren (s. Frage 78). Meine Lehrhebamme pflegte stets zu sagen: «Der Wehenschmerz ist der einzige Schmerz, für den wir Frauen etwas Wunderbares geschenkt bekommen.»

Auch Ihr Partner/Ihre Begleitperson kann Ihnen Beistand geben und mit Ihnen atmen, Sie massieren, halten oder stützen und Sie motivieren. Das haben Sie bestimmt schon in Ihrem Geburtsvorbereitungskurs besprochen.

2. Übergangsperiode

Der Muttermund ist nun vollständig eröffnet, aber das kindliche Köpfchen muss noch hindurchtreten und etwas tiefer ins Becken rutschen. Die Wehen sind sehr heftig, meistens nicht ganz regelmäßig und werden oft als besonders schmerzhaft erlebt. Es kann sogar sein, dass Sie schon einen Drang zum Mitschieben verspüren, diesem Drang aber nach Rat Ihrer Hebamme noch nicht nachgeben sollen.

In dieser Phase ist die Unterstützung Ihrer Hebamme und Ihres Partners/Ihrer Begleitperson sehr wichtig. Viele Frauen haben jetzt das Gefühl, die Geburt nicht zu überstehen, keine Kraft mehr zu haben oder sogar sterben zu wollen. Manche schimpfen wie ein Rohrspatz oder werden regelrecht wütend. Das hat weniger etwas damit zu tun, dass Sie den Schmerz nicht ertragen können, als vielmehr mit der seelischen Veränderung. Sie spüren nämlich tief in ihrem Inneren sehr deutlich, dass sie nun Abschied von ihrer bisherigen Lebensweise nehmen werden. Etwas Altes muss sozusagen sterben, damit etwas Neues geboren werden kann. Das ist eine völlig neue Situation, und es gibt daraus kein Zurück. Oft ist dieser Moment ein Augenblick des Zweifels und der Unsicherheit, in dem Sie vielleicht gar nicht mehr wissen, was Sie überhaupt noch wollen.

Lassen Sie Ihren Gefühlen freien Lauf und versuchen Sie nicht, sich zu kontrollieren. Ihre Geburtsbegleiter sollen sich auf Sie und Ihre Bedürfnisse einstellen, nicht umgekehrt. Konzentrieren Sie sich auf Ihre Atmung, tönen Sie lang gezogene «Aaaahs» und «Oooohs» und versuchen Sie, sich ganz zu öffnen. Vertrauen Sie in Ihre Fähigkeiten, Ihr Kind aus eigener Kraft zu gebären. Die Übergangsphase dauert zum Glück meistens nicht sehr lange, und dann finden Sie durch die aktive Geburtsarbeit wieder zu sich selbst zurück.

3. Austreibungsperiode

Ihr Baby ist nun auf dem Beckenboden angekommen, und Sie spüren in jeder Wehe den intensiven und nicht mehr aufzuhaltenden Drang, es durch Ihre Scheide hinauszuschieben. Ihre Hebamme wird Sie dabei anleiten und Ihnen eventuell auch sagen, wie Sie atmen sollen. Es ist wichtig, dass Sie gut mit ihr zusammenarbeiten und nicht einfach kräftig drauflosschieben, auch wenn es sehr erleichternd wäre. Wenn Sie sanft schieben, kann sie nämlich das stark gedehnte Dammgewebe besser vor dem Einreißen schützen (s. Frage 70) und so eventuell auch einen möglichen Dammschnitt abwenden.

Wenn der Kopf geboren ist, dauert es noch einen kleinen Augenblick, dann folgen die Schultern. Das können Sie noch einmal deutlich spüren, bevor der Rumpf und die Beine, oft noch mit einem Schwapp Fruchtwasser, ganz leicht aus Ihnen herausgleiten. Ihr Kind ist geboren! Trotzdem ist die Geburt noch nicht zu Ende.

4. Nachgeburtsphase

Kurz nach der Geburt des Kindes zieht sich die Gebärmutter zusammen, und die Nachgeburt (Plazenta) mit den Resten der Fruchtblase löst sich ca. nach 10 bis 30 Minuten von der Innenwand der Gebärmutter. Durch die Nachgeburtswehen rutscht sie dann in die Scheide, und Sie müssen noch einmal ein wenig mitschieben, bis auch die Plazenta geboren ist. In manchen Kliniken bekommen Sie unmittelbar nach der Geburt noch ein Wehenmittel gespritzt, und die Plazenta wird durch einen Zug an der Nabelschnur, der so genannten Cord-Traction, gelöst. Die Hebamme überprüft anschließend, ob der Mutterkuchen und die Eihäute vollständig sind, d. h. sich keine Reste mehr in der Gebärmutter befinden (s. Frage 73). Sie oder der Arzt schaut an Scheide, Damm und Schamlippen nach eventuellen

Geburtsverletzungen, die dann noch versorgt werden müssen. Damit ist die Geburt beendet. Zur Kontrolle bleiben Sie und Ihr Kind aber noch zwei Stunden in der Obhut der Hebamme.

66. In einem Film über eine Geburt sah ich neulich, wie eine Frau beinahe die ganze Eröffnungsperiode über im Vierfüßlerstand verbrachte. Kann man so auch gebären?

Ja, diese Position ist besonders dann optimal zum Gebären geeignet, wenn die Eröffnungswehen starke Rückenschmerzen bereiten. Viele Frauen beschreiben, dass sie in dieser Stellung sehr gut bei sich bleiben können und sich ganz auf die Vorgänge in ihrem Organismus konzentrieren. Sie werden nicht vom Geschehen um sie herum abgelenkt, weil sie erfahrungsgemäß ihren Blick im Vierfüßlerstand nicht umherschweifen lassen können.

Ein Dammschutz (s. Frage 70) ist auch in dieser Position möglich, aber nur in seltenen Fällen wirklich notwendig. Dazu kniet die Hebamme hinter oder neben Ihnen und legt Ihnen nach der Geburt Ihr Baby zwischen den Beinen hindurch nach vorn. Dann können Sie sich auf Ihre Fersen setzen und es zu sich nehmen.

Der Vierfüßlerstand hat sich auch noch in einer anderen Situation bewährt: Manchmal passiert es, dass Sie trotz Ihres enormen Pressdrangs noch nicht mitpressen sollten, z. B. wenn sich das Köpfchen noch nicht richtig in das Becken eingestellt hat. In diesen Momenten verringert der Vierfüßlerstand den Druck auf den Muttermund, und der enorme Pressdrang lässt nach. So können Sie noch ein paar Wehen überstehen, bis das Kind sein Köpfchen gestreckt hat.

67. Warum ist es angeblich ungünstig, im Liegen zu entbinden?

Jahrtausendelang haben Frauen in allen Kulturen in aufrechten Positionen geboren, bis vor ca. 200 Jahren männliche Geburtshelfer aus Bequemlichkeit die Geburt in Rückenlage einführten und die Geburtshilfe sich zur Geburtsmedizin entwickelte. Heute wissen wir ziemlich genau, warum sich liegende Haltungen negativ auf den Geburtsverlauf auswirken:

- Wenn Sie liegen, sind Sie passiv «ans Bett gefesselt» und können sich nicht frei im Raum bewegen. Ihre Gesprächspartner blicken auf

Sie herab. Viele Frauen fühlen sich dadurch ausgeliefert und vermissen es, nach eigenem Empfinden handeln zu können.

- Im Liegen kann sich Ihr Brustkorb nicht so gut dehnen, es passt weniger Luft in Ihre Lungen. Der Druck auf Ihr Zwerchfell ist größer, und Sie können Ihre Atemmuskulatur nicht optimal einsetzen. Dadurch erhält das Kind ca. 10 % weniger Sauerstoff als in einer aufrechten Position.
- Liegen Sie auf dem Rücken, ist der Druck auf die großen Blutgefäße im Bauchraum und auf die Plazenta durch das Gewicht des Kindes sehr groß. Dadurch kann es zu einer vorübergehenden Minderdurchblutung mit der Folge eines Sauerstoffmangels für das Kind kommen. (Sie sollten deshalb auch in der Schwangerschaft nie lange auf dem Rücken liegen.)
- Die Beweglichkeit Ihres Beckens ist im Liegen erheblich eingeschränkt, Sie können z. B. nicht mit dem Becken kreisen, um Ihrem Kind die Einstellung seines Köpfchens zu erleichtern.
- In liegenden Positionen sind die Wehen oft weniger stark und kommen dafür häufiger. Der Druck des kindlichen Köpfchens auf den Muttermund ist geringer als bei aufrechten Gebärhaltungen. Aber genau dieser Druck wird benötigt, damit körpereigenes Wehenhormon ausgeschüttet wird. Fehlt es, benötigen Frauen, die im Liegen gebären, oft zusätzlich wehenfördernde Medikamente.
- Bei der Geburt in Rückenlage müssen Ihr Kind und Sie gegen die Schwerkraft arbeiten, d. h., der Geburtsweg, der eigentlich fast senkrecht nach unten führt, macht plötzlich eine Kurve: Ihr Kind muss entgegen der Schwerkraft um das Schambein herum «bergauf» geboren werden. Das ist für Sie beide viel anstrengender, zumal das Köpfchen in der Wehenpause im Liegen auch häufiger wieder zurückrutscht.

All diese Gründe sprechen für die Wahl einer aufrechten Gebärposition. Aber leider ist es immer noch nicht überall selbstverständlich, Frauen ihre Haltung während des Gebärens selbst wählen zu lassen. Ihr Körper wird Ihnen jedoch signalisieren, was das Richtige für Sie sein wird. Vertrauen Sie darauf und haben Sie den Mut, ihnen aktiv nachzugeben.

68. Als ich mir letztens einen Kreißsaal angeschaut habe, sah ich dort ein dickes Seil von der Decke hängen. Wozu dient das?

Wenn unter der Geburt eine Wehe beginnt, ist es im Stehen, Hocken, Knien oder Sitzen einfacher für Sie, wenn Sie sich an irgendetwas festhalten, abstützen oder hängen können. Dazu ist dieses Seil, manchmal auch ein fest gewebtes Tuch, gedacht. Sie können unabhängig von Ihrem Partner oder der Hebamme das Seil in der Höhe fassen, die Ihnen angenehm ist, und sich etwas hochziehen. Das entlastet Ihren Beckenboden und die Beine und strengt Sie nicht so an.

69. Bei meinem ersten Kind hatte ich während der Geburt die ganze Zeit über das CTG um den Bauch geschnallt. Das hat mich sehr gestört. Ist das denn wirklich nötig?

Ob das nötig ist, hängt vom Verlauf der Geburt ab. Die Cardiotokographie, kurz CTG, dient der Überwachung der kindlichen Herztöne und der Messung der Aktivität des Gebärmuttermuskels. Während der Geburt können Hebammen und Ärzte daraus wichtige Rückschlüsse auf das aktuelle Befinden des Kindes ziehen. Je nach Geburtsverlauf ist es anfänglich ausreichend, alle 1–2 Stunden ein halbstündiges CTG zu schreiben. Ab einer Muttermundöffnung von ca. 7–8 cm empfiehlt sich die kontinuierliche Aufzeichnung, weil nun der für das Kind belastendere Teil der Geburt beginnt. Zu einer Dauerüberwachung wird man sich unabhängig von der Öffnung des Muttermundes auch entschließen, wenn die kindlichen Herztöne auffällig sind, Sie einen Wehentropf oder eine PDA (s. Frage 79) bekommen oder wehenhemmende Medikamente (s. Frage 75) benötigen.

Eine gute Möglichkeit, trotz Dauer-

CTG mobil zu bleiben, ist die so genannte «Telemetrie», bei der ohne direkte Kabelverbindung die Signale per Funk direkt an das Aufzeichnungsgerät übertragen werden. Das funktioniert übrigens sogar unter Wasser und ist heute in vielen Kliniken möglich.

70. Was macht die Hebamme eigentlich genau beim Dammschutz?

Sie reguliert das Tempo, mit dem das kindliche Köpfchen über den Damm geboren wird, um Verletzungen des Beckenbodens zu vermeiden. Dazu muss sie Babys Stirn so lange mit den Fingern der linken Hand zurückhalten, bis der Hinterkopf sich unter dem Schambein abstemmen kann. Die rechte Hand wird stark gespreizt am Damm angelegt. Weil das Gewebe schon sehr gedehnt und deshalb nur noch ganz dünn ist, lassen sich die kleinen Höcker auf der Stirn des Kindes gut fühlen. Im Zusammenspiel ihrer Hände kann die Hebamme je nach Notwendigkeit die Geburt des Köpfchens jetzt verlangsamen oder beschleunigen. Gleichzeitig beobachtet sie aufmerksam das Dammgewebe. Wird es blass, ist es nicht mehr gut durchblutet, d. h. wird eventuell einreißen. Je nach Geburtsort wird dann ein Dammschnitt gemacht, oder man akzeptiert einen Dammriss.

Wenn der Kopf geboren ist, hat die Hebamme die Aufgabe, mit speziellen Handgriffen die Schultern und den Rumpf des Kindes zu entwickeln.

71. Wird die Nabelschnur sofort nach der Geburt durchgeschnitten, oder kann man damit noch warten?

Über den besten Zeitpunkt der Abnabelung lässt sich streiten. Bei einem gesunden, reifen Kind kann man nach einer problemlosen Geburt die Nabelschnur beruhigt auspulsieren lassen. Wenn Sie möchten, können Sie oder Ihr Partner heute in vielen Kliniken selbst zur Schere greifen und die Nabelschnur durchtrennen.

Bei einer Frühgeburt oder einer Blutgruppenunverträglichkeit (s. Frage 14) erfolgt die Abnabelung sofort. Das Kind bekommt sonst noch zu viele rote Blutkörperchen aus der Plazenta mit, die es dann in den nächsten Tagen wieder abbauen muss. Dabei fällt ein Blutfarbstoff an, den die kindliche Leber nicht so schnell umwandeln kann. Als Folge bekommen viele Kinder eine Neugeborenengelbsucht (s. Frage 89). Bei

Frühgeborenen ist die Leber noch unreifer, sodass die Gelbsucht meistens stärker ausgeprägt ist. Zu viel Blutfarbstoff kann sich im Gehirn ablagern und dort zu bleibenden Schäden führen. Deshalb wird eine Neugeborenengelbsucht ab einem gewissen Grad mit einer bestimmten Lichttherapie behandelt (s. Frage 89).

72. Was kann man tun, wenn die Nachgeburt nicht von selbst kommt?

Solange es aus der Gebärmutter nicht blutet, besteht keine Eile, und man kann die Geburt der Plazenta noch ca. 1 Stunde abwarten.

Zunächst sollten Sie in diesem Fall erst einmal Ihre Harnblase entleeren. Denn eine volle Blase ist eine echte Wehenbremse. Gehen Sie dann am besten in die Hocke und husten Sie ein paarmal kräftig. Durch die Schwerkraft und die Bauchpresse folgt die Plazenta oft ganz von allein.

Wenn das nicht hilft, legen Sie, soweit noch nicht geschehen, unbedingt Ihr Kind an die Brust. Durch sein Saugen wird noch einmal eine große Menge des Wehenhormons Oxytocin ausgeschüttet. (Beim Stillen können Sie übrigens später feststellen, wie sich die Gebärmutter jedes Mal zusammenzieht. Das ist sehr gut für die Rückbildung.) Auch dabei löst sich häufig eine fest sitzende Plazenta noch. In der Klinik wird man Ihnen meistens ein künstliches Wehenmittel verabreichen, damit die Gebärmutter sich noch einmal kräftig zusammenzieht.

Viele Hebammen kennen auch den für die Plazentalösung wichtigen Akupunkturpunkt in der Nähe des Nabels und können Sie nadeln. Auch wenn Sie sonst keinen Zugang zur Akupunktur haben, ist sie eine hervorragende Möglichkeit, um eine «manuelle Lösung» zu vermeiden. Bei diesem Eingriff schält der Arzt den Mutterkuchen, heute meistens in Narkose, mit der Hand aus dem Inneren der Gebärmutter und tastet anschließend noch, ob keine Gewebeteile zurückgeblieben sind (s. Frage 73).

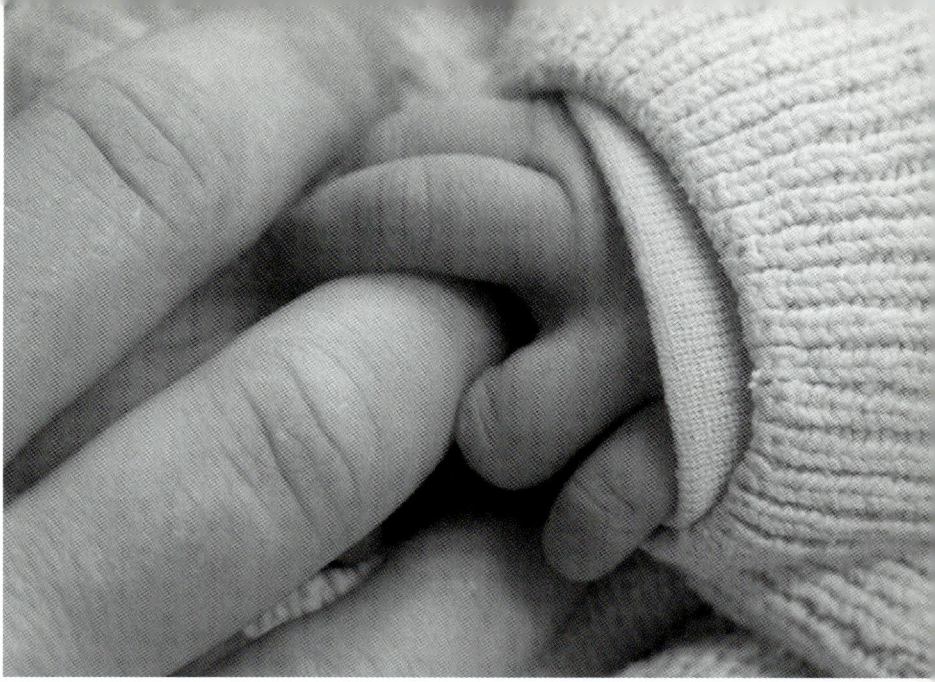

73. Warum ist es so wichtig, dass die Plazenta vollständig ist?

Fehlen bei der Prüfung des Mutterkuchens ein oder mehrere, selbst nur kirschkerngroße, Stücke, bedeutet dies, dass sie an der Schleimhaut der Gebärmutter haften geblieben sind. Dann zieht sich der Uterus nicht vollständig zusammen, und es blutet aus der Haftstelle immer weiter. Dabei kann sehr viel Blut verloren gehen, sodass in diesem Fall eine Ausschabung in Narkose gemacht wird, um die Plazentareste zu entfernen.

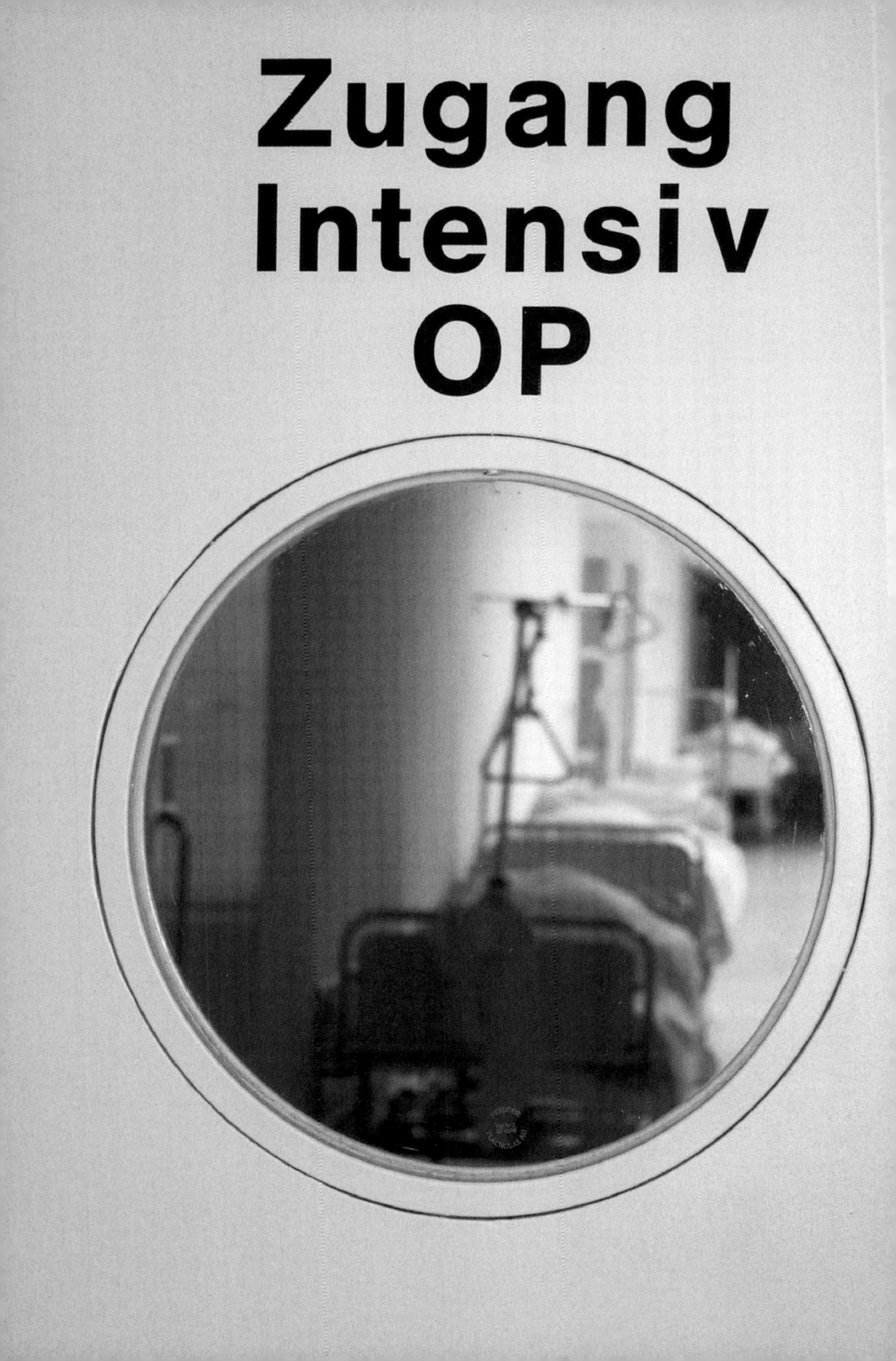
Zugang
Intensiv
OP

KAPITEL 6 | *Wenn ein medizinischer Eingriff notwendig wird*

Fragen: Nr. 74 bis 85

74. Die Geburt unseres Kindes wird morgen eingeleitet. Mein Arzt war sich noch nicht ganz sicher, ob mit einem Wehentropf oder Vaginalzäpfchen. Ist das ein Unterschied?

Ist eine Geburtseinleitung medizinisch notwendig, gibt es dazu heute drei verschiedene Möglichkeiten. Für welche sich die Ärzte entscheiden, hängt vor allem von der so genannten Geburtsreife ab, die durch eine vaginale Untersuchung bestimmt wird.

Bei einem unreifen Befund ist das Gewebe des Gebärmutterhalses noch straff, der untere Anteil ca. 3–4 cm lang, der Muttermund nur wenig bis gar nicht geöffnet. In einem solchen Fall wird man sich für das «Nachreifen» des Gebärmutterhalses durch Prostaglandin entscheiden. Dieses Hormon bewirkt, dass der Gebärmutterhals kürzer und der Muttermund weicher wird. Dazu wird ein prostaglandinhaltiges Scheidenzäpfchen in das hintere Scheidengewölbe gelegt oder als Gel direkt in den Gebärmutterhalskanal appliziert. Der Organismus nimmt das Hormon auf und die Gebärmutter reagiert in den meisten Fällen mit Wehen. Tut sie das nicht, kann nach Ablauf einiger Stunden nochmals eine Tablette in die Scheide eingelegt werden. Ein Nachteil dieser Form der Geburtseinleitung besteht darin, dass es keine individuelle Dosierung gibt und die Wirkungsweise nicht vorhersehbar oder direkt zu beeinflussen ist.

Bei einem geburtsbereiten Tastbefund, wenn der Muttermund beispielsweise schon 2–3 cm geöffnet ist, werden Sie eher einen «Wehentropf» bekommen. Über eine Infusion wird Ihnen in einer bestimmten Konzentration das Wehenhormon Oxytocin zugeführt, das sich so individuell dosieren lässt.

Oftmals erzeugt die geburtsbereite Gebärmutter nach diesem kleinen Anstoß von selbst Wehen. Der Tropf kann dann wieder abgehängt werden und die Geburt ihren natürlichen Verlauf nehmen.

Die letzte Möglichkeit zur Geburtseinleitung ist das Öffnen der Fruchtblase.

Durch das Abfließen des Fruchtwassers ändern sich die Druckverhältnisse und das Volumen in der Gebärmutter, und es können sich Wehen entwickeln. Mit dieser Methode ist man heute glücklicherweise sehr zurückhaltend, denn: Ist die Fruchtblase erst einmal geöffnet, muss es innerhalb einer bestimmten Zeit auch zur Geburt kommen. Wenn die Gebärmutter aber nicht wehenbereit ist, bleibt oft nur noch der Kaiserschnitt.

75. Ich habe gelesen, dass man manchmal bei der Geburt auch wehenhemmende Medikamente braucht? Warum denn das?

Ja, das klingt schon verwunderlich: Endlich geht es los, und dann werden die Wehen gehemmt?

Das ist während der Geburt nur dann nötig, wenn das Baby durch die Intensität und Häufigkeit der Wehen sehr gestresst ist und dringend eine Pause benötigt, um sich zu erholen. In diesem Fall bekommen Sie ein wehenhemmendes Medikament, das für ein kurzfristiges Nachlassen der Kontraktionen sorgt und sehr oft den Wehenrhythmus etwas ordnet. Als Begleiterscheinung ruft dieses Arzneimittel Herzklopfen, Muskelzittern und Unruhe hervor. Manchen Frauen wird auch übel davon. Trotzdem ist die so genannte Kurzzeittokolyse oft sehr hilfreich, wenn es darum geht, eine operative Entbindung zu vermeiden.

76. Was ist eine Mikroblutuntersuchung?

Während der Geburt werden in bestimmten zeitlichen Abständen die Herztöne des Kindes durch ein Cardiotokogramm (CTG) überwacht. Normale Herztöne zeigen, dass es Ihrem Kind gut geht und dass ihm keine Gefahr droht.

In besonderen Situationen oder wenn das CTG unklar ist, kann man mit einem Blutstropfen aus der kindlichen Kopfhaut u. a. den Sauerstoffgehalt seines Blutes besser beurteilen. Dazu wird durch ein in die Scheide eingeführtes Metallrohr die Kopfhaut unter Sicht mit einer kleinen Lanzette (wie beim «Fingerpiks» in der Schwangerschaft) angeritzt und das austretende Blut mit einem dünnen Glasröhrchen aufgefangen. Anschließend wird die Blutprobe in einem speziellen Blutgasanalyse-Gerät ausgewertet. Diese Untersuchung heißt Mikroblutuntersuchung (MBU).

77. In einer Klinikbroschüre wird mit der Möglichkeit zur fetalen Pulsoxymetrie geworben. Was ist das?

Mit dieser noch relativ jungen medizintechnischen Methode kann im Verlauf der Geburt der Sauerstoffgehalt des kindlichen Blutes kontinuierlich kontrolliert werden. Dazu muss der Muttermund mindestens 2 cm geöffnet und die Fruchtblase gesprungen sein.

Ein weicher und flexibler Sensor wird durch den Geburtskanal eingeführt und an der Wange des Kindes angelegt. Über zwei kleine Leuchtdioden wird die Sauerstoffsättigung im Blut durch die Haut des Babys hindurch berechnet. Dazu muss kein Blut entnommen werden, die Haut wird nicht verletzt, es entstehen keine Narben. Durch die Aufzeichnung der Sauerstoffsättigung lassen sich in Kombination mit der Messung der Herzfrequenz durch das CTG Aussagen über das aktuelle kindliche Befinden machen.

78. Stimmt es, dass mein Baby etwas davon abkriegt, wenn ich mir bei der Geburt ein Schmerzmittel geben lasse?

Ja, alle derzeit üblichen, schulmedizinischen Schmerzmittel gehen über die Plazenta auf das Kind über. Je nach Darreichungsform des Medikamentes dauert das nur unterschiedlich lang. Bekommen Sie eine schmerzerleichternde Infusion oder Spritze in die Vene, erhält Ihr Kind bereits nach 3 5 Minuten seinen Anteil davon, bei Tabletten, Zäpfchen oder Spritzen in das Muskelgewebe dauert es etwa 30–40 Minuten.

Es gibt verschiedene Arzneimittel mit unterschiedlicher Wirkungsweise und -dauer. Einige davon behindern als Nebenwirkung nach der Geburt die spontane Atmung des Kindes. Deshalb werden sie nicht zu jedem Zeitpunkt der Geburt gegeben.

Bevor Sie um ein Schmerzmittel bitten, können Sie selbst eine Menge tun:

- Machen Sie sich bewusst, dass der Geburtsschmerz Sie Ihrem Kind Schritt für Schritt näher bringt, und wehren Sie sich nicht dagegen. Versuchen Sie, jede Wehe zu «begrüßen». Ihr Organismus unterstützt Sie dabei mit der

Bildung eines körpereigenen Schmerzmittels, den Endorphinen.

- Wählen Sie, wann immer möglich, aufrechte Positionen, und bewegen Sie sich möglichst viel.
- Konzentrieren Sie sich auf Ihren Atem und lassen Sie sich von Ihren Geburtsbegleitern dabei unterstützen. Tönen Sie beim Ausatmen Vokale oder stöhnen Sie laut.
- Wenn es Ihnen danach ist, bitten Sie um eine sanfte Massage oder darum, einfach gehalten oder berührt zu werden.
- Nehmen Sie ein warmes Bad oder lassen Sie sich eine Wärmflasche geben. Achten Sie darauf, dass Ihnen nicht kalt wird und besonders Ihre Füße warm sind.

Ab der 20. Schwangerschaftswoche sinkt Ihre individuelle Schmerzempfindlichkeit durch körpereigene Hormone, die ähnlich wie Beruhigungsmittel wirken. Vertrauen Sie darauf, dass Sie auch unter Schmerzen die große Herausforderung der Geburt aus eigenen Kräften gut meistern werden. Und wenn nicht: Es stehen zur Schmerzlinderung unterschiedlichste Möglichkeiten von Akupunktur bis zu PDA (s. Frage 79) zur Verfügung, die keine bis nur geringe Nebenwirkungen auf das Kind haben.

79. Was genau ist eigentlich eine PDA?

Dieses Kürzel steht für den Fachausdruck Periduralanästhesie, auch bekannt als «Rückenmarksspritze» oder «Leitungsanästhesie». Man bezeichnet damit ein spezielles, örtliches Betäubungsverfahren zur Ausschaltung der Schmerzweiterleitung über das Rückenmark.

Bei der Narkose wird ca. in Höhe des dritten oder vierten Lendenwirbels eine Hohlnadel eingestochen und dann vorsichtig bis zum Periduralraum, das ist der Raum, der sich um die harte Rückenmarkshaut herum befindet, vorgeschoben. Das Rückenmark wird dabei nicht berührt. Dann schiebt der Narkosearzt einen kleinen Plastikschlauch durch die Nadel, über den das Narkosemittel verabreicht und bei Bedarf nachgespritzt werden kann. Dieser Katheter bleibt so lange liegen, bis die Geburt zu Ende ist, bei einem Kaiserschnitt meistens auch noch länger. Außer dem Einstich durch die Haut spüren Sie normalerweise erst einmal nicht viel davon. Erst wenn das Betäubungsmittel die betreffenden Nervenwurzeln erreicht, fängt es in Füßen und Beinen an zu kribbeln, und Ihnen wird vielleicht kurzfristig warm. Kurze Zeit später können Sie bei Berührung

Ihrer Beine, z. B. mit einem Eiswürfel, heiß und kalt nicht mehr unterscheiden, die Beine sind taub, und Sie haben keine Schmerzen mehr.

Wenn Sie bei einer normalen Geburt eine PDA zur Schmerzausschaltung bekommen, kann es sein, dass Ihnen kurz vor der Austreibungsphase (s. Frage 65) kein Narkosemittel mehr nachgespritzt wird. Es ist nämlich wichtig, dass Sie das Gefühl, unbedingt mitschieben zu müssen, selbst spüren. Ist das nicht der Fall, kommt es häufiger zu Zangen- oder Saugglockengeburten (s. Frage 80).

Bei einem Kaiserschnitt in PDA wird mit der Operation erst begonnen, wenn der Anästhesist sich davon überzeugt hat, dass die Narkose richtig sitzt, d. h. Sie wirklich nichts mehr spüren.

80. Eine Saugglocken- oder eine Zangengeburt stelle ich mir grauenhaft vor. Warum ist so etwas nötig?

Saugglocke und Zange sind Hilfsmittel für vaginale Operationen. Sie kommen dann zum Einsatz, wenn eine akute Gefahr für Mutter oder Kind besteht und das Kind schon im Beckenausgang angekommen ist, ein Kaiserschnitt also nicht mehr nötig oder unmöglich ist.

Um diese Operation durchführen zu können, muss der Muttermund ganz geöffnet und die Fruchtblase gesprungen sein. Babys Köpfchen liegt bereits ganz tief im Becken, bekommt aber sozusagen «die letzte Kurve» nicht von allein. Oft sind die gebärenden Frauen durch langes, ineffektives Pressen erschöpft und benötigen zur Unterstützung einen Wehentropf. Dann setzt der Arzt, je nachdem, welche der beiden Methoden er erlernt hat, Saugglocke oder Zange ein. Die meisten Ärzte bevorzugen heute die Glocke. Dazu wird das Instrument, das entweder aus Metall, Gummi oder Silikon besteht, in die Scheide eingeführt und im hinteren Schädelbereich auf den kindlichen Kopf aufgesetzt. Mit einer speziellen Pumpe wird langsam ein bestimmter Unterdruck in der Saugglocke erzeugt, deshalb nennt man diese Art der Entbindung auch Vakuumextraktion. Wenn das Vakuum vollständig aufgebaut ist, haftet die Glocke gut am Köpfchen, und es kann unter Mithilfe der werdenden Mutter wehensynchron aus dem Geburtskanal geleitet werden. In den meisten Fällen wird dazu ein Dammschnitt gemacht. Nach der Geburt des kindlichen Kopfes wird der Unterdruck langsam wieder abgebaut, die Glocke entfernt, und der Rest der Geburt kann normal vonstatten gehen.

Das Kind hat nach dieser Art der

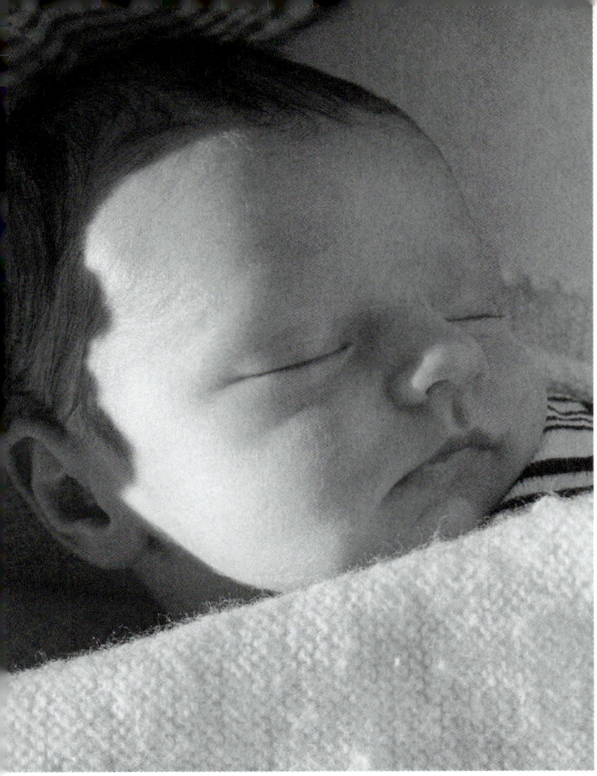

Geburt eine Schwellung in der Größe der verwendeten Glocke am Kopf: Eine Kopfgeschwulst, die aber harmlos ist und sich innerhalb einiger Stunden von selbst wieder zurückbildet. Je nachdem, wie lange die Geburt gedauert hat, kann das Köpfchen sehr lang gezogen sein, auch diese vorübergehende Anpassung an die Geburtswege verschwindet wieder.

Eine Geburtszange besteht aus zwei – «Löffel» genannten –, gefensterten Metallblättern, die einzeln links und rechts in die Scheide eingeführt und dann durch ein so genanntes Schloss miteinander verbunden werden. Auch hier wird nach dem Entleeren der Harnblase mit einem Katheter und einem Dammschnitt das kindliche Köpfchen wehensynchron ans Licht der Welt geleitet und der übrige Körper des Babys anschließend ganz normal geboren. Manchmal schieben Ärzte oder Hebammen während einer Wehe den kindlichen Po über die Bauchdecke in Richtung Beckenausgang. Dieser Handgriff heißt «Kristellern» und ist für die Frau, die auch selbst mitpresst, oft unangenehm bis schmerzhaft. Richtig angewandt, kann er aber bei einer schwierigen operativen Geburt sehr hilfreich sein.

In seltenen Fällen haben die Kinder im Gesicht kleine Blutergüsse oder Hautabschürfungen, so genannte Zangenmarken, die harmlos sind und schnell wieder heilen.

81. Ich habe gehört, dass ein Kaiserschnitt risikoreicher ist, als das Kind normal zur Welt zu bringen. Was sagen Sie dazu?

Das stimmt. Noch immer sind die möglichen Folgen einer Schnittentbindung die Hauptursache der Müttersterblichkeit in Deutschland. Das Risiko ist etwa dreimal so hoch wie nach einer normalen Geburt.

Dabei spielt es keine Rolle, ob der Kaiserschnitt geplant war oder sich, auch notfallmäßig, aus dem Geburtsverlauf ergeben hat. Komplikationen gibt es vor allem durch Infektionen und Entzündungen, durch Embolien oder durch operationsbedingte Organverletzungen an Darm, Harnblase, Blutgefäßen und Nerven.

Aber auch Spätfolgen wie Verwachsungen und Verklebungen können zu Funktionsbeeinträchtigungen innerer Organe führen. Davon sind manchmal auch Eierstöcke und Eileiter betroffen, und die Chance, erneut schwanger zu werden, sinkt dann.

82. Meine Ärztin hat mir einen sanften Kaiserschnitt vorgeschlagen. Was ist dabei anders als bei einem normalen Kaiserschnitt?

Die Bezeichnung «sanfter Kaiserschnitt» ist, ehrlich gesagt, irreführend. Kaiserschnitte sind nie sanft, auch nicht nach der so genannten Misgav-Ladach-Methode.

Im Gegensatz zum herkömmlichen Kaiserschnitt wird bei dieser im Misgav-Ladach-Krankenhaus in Jerusalem entwickelten Operationstechnik nur die oberste Bauchhaut mit dem Skalpell durchtrennt. Die darunter liegenden Gewebeschichten werden angeritzt und vom Operateur mit den Fingern aufgedehnt. Dadurch weicht das Gewebe wie an einer Sollbruchstelle auseinander, es werden weitaus weniger Blutgefäße verletzt als bei einem Schnitt. Die entstehenden Riss-Wunden haben Ähnlichkeit mit einem Reißverschluss, sie lassen sich gut nähen und verheilen schneller, Verwachsungen werden seltener beobachtet. Diese Operationstechnik verursacht weniger Wundschmerz oder Wundheilungsstörungen, d. h., Sie sind schneller wieder auf den Beinen. Erkundigen Sie sich aber vor der Wahl Ihrer Klinik danach, ob diese Methode dort angewandt wird. Nicht alle Kliniken bieten sie an.

83. Wegen der Lage der Plazenta vor dem Muttermund ist ein Kaiserschnitt notwendig. Soll ich ihn besser in Vollnarkose oder in einer Periduralanästhesie durchführen lassen?

Am besten ist es natürlich, wenn Sie diese Frage mit Ihrem Narkosearzt besprechen. Er schaut sich Ihre individuelle Krankengeschichte an und kann sich ein genaues Bild Ihres momentanen gesundheitlichen Zustandes machen. Ihre Entscheidung ist aber auch abhängig davon, was Sie sich zutrauen und was Ihnen selbst bei der Geburt wichtig ist.

Gegenüber einer Vollnarkose hat eine *regionale Betäubung* wie die Periduralanästhesie (s. Frage 79) folgende *Vorteile*:

- Sie müssen nicht, wie bei einer Vollnarkose, allein in den Operationssaal, Ihr Partner oder eine andere Person können Sie begleiten und an der Geburt Ihres Kindes teilhaben.
- Während der Operation sind Sie bei Bewusstsein und können schmerzfrei miterleben, wie Ihr Kind geboren wird. Sie hören seinen ersten Schrei und dürfen es sofort anschauen und zumindest mit einer Hand oder der Wange berühren (ein Arm wird angeschnallt, weil Sie über eine Verweilkanüle Infusionen und Medikamente bekommen).
- In manchen Kliniken dürfen Sie Ihr Baby noch im OP an die Brust anlegen und seinen ersten Saugreflex auskosten.
- Sie haben keinen «Narkosekater» und fühlen sich nicht so angeschlagen. Auch das erste Aufstehen klappt besser, weil das Narkosemittel noch etwas nachwirkt und Sie weniger Schmerzen haben.
- Weil das Narkosemittel nicht in Ihren Blutkreislauf gelangt, bekommt auch Ihr Kind keine Nebenwirkungen davon zu spüren.

Es gibt allerdings auch einige *Nachteile:* So kommt es beispielsweise nach einer Periduralanästhesie öfter zu Kopfschmerzen. Das passiert dann, wenn aus dem Rückenmarkskanal etwas Gehirnflüssigkeit austritt, entweder beim Herausziehen der Nadel oder wenn die Rückenmarkshaut versehentlich angestochen wurde. Dadurch entsteht im Gehirn ein leichter Unterdruck, auf den das empfindliche Organ sofort mit Schmerz reagiert. Auch Übelkeit, Kreislaufprobleme oder vorübergehende Probleme mit der Atmung sind mögliche Nebenwirkungen der Periduralanästhesie.

Wenn Sie allerdings große Angst

davor haben, dass an Ihrem Rückenmark manipuliert wird, oder Sie von der Operation am liebsten gar nichts mitbekommen wollen, rate ich Ihnen eher zu einer *Vollnarkose*, auch wenn es ein paar *Nachteile* dieses Betäubungsverfahrens gibt:

- Die Narkosemittel kommen über Ihren Blutkreislauf auch zum Kind, was sich negativ auf seine Atmung und seine Wachheit auswirken kann.
- Schläfrige Kinder gehen nicht gut an die Brust, d. h., die Stillbeziehung ist eventuell erschwert.
- Sie haben Halsschmerzen von dem Schlauch, über den Sie während der Operation künstlich beatmet wurden. Eventuell fühlen Sie sich auch noch einige Zeit müde und verkatert. Es kann auch sein, dass Sie erbrechen müssen, was sehr schmerzhaft ist, weil Sie dabei die Bauchdecke über der frischen Wunde anspannen.
- Da Sie von der Geburt Ihres Kindes nichts mitbekommen haben, fehlt Ihnen eventuell der Bezug zu ihm. Manchmal ist es dann nicht so leicht, Gefühle für das noch fremde Wesen zu entwickeln.

84. Was passiert bei einem Kaiserschnitt mit dem Fruchtwasser? Läuft das einfach raus? Wie ist es mit der Nachgeburt? Wird sie gleich mitentfernt?

Nein, das Fruchtwasser wird bei einem Kaiserschnitt sofort nach der Öffnung der Fruchtblase mit einem Vakuumsauger abgesaugt und in einem Behälter aufgefangen. Wenn Sie eine Periduralanästhesie haben, hören Sie in diesem Moment ein ziemlich lautes, gurgelndes Geräusch, das Sie nicht erschrecken sollte.

Die Nachgeburt wird nach dem Abnabeln des Kindes vom Operateur mit der Hand von der Gebärmutterinnenwand gelöst und die Gebärmutter anschließend eventuell mit einem Instrument ausgeschabt, um Plazentareste sicher zu entfernen. Der Wochenfluss ist deshalb nach einem Kaiserschnitt weniger stark als nach einer normalen Geburt.

85. Unser Arzt hat eine Plazenta-Fehllage diagnostiziert und besteht auf einem Kaiserschnitt. Wodurch kommt so eine Fehllage, und welche Risiken können daraus entstehen?

Eine Plazenta, die sich in der Gebärmutter am falschen Platz angesiedelt hat, heißt medizinisch Placenta praevia. Sie tritt besonders nach Fehlgeburten, Ausschabungen, vorausgegangenen Kaiserschnitten und Gebärmutteroperationen auf, aber auch bei Frauen, die bereits mehrere Kinder geboren haben.

Der Mutterkuchen siedelt sich im unteren Teil der Gebärmutter an und ragt in den Gebärmutterhals hinein oder verdeckt den Geburtskanal entweder ganz oder teilweise. Schon unter leichter Wehentätigkeit beginnt er sich zu lösen, was zu Blutungen führt, die für Mutter und Kind lebensbedrohlich sein können. Eine normale Geburt ist in diesem Fall nicht möglich, wie Ihr Arzt Ihnen bereits sagte. Wenn Sie eine frische, hellrote Blutung bekommen, lassen Sie sich bitte sofort liegend ins nächstgelegene Krankenhaus fahren, auch wenn die Blutung zwischendurch aufhört.

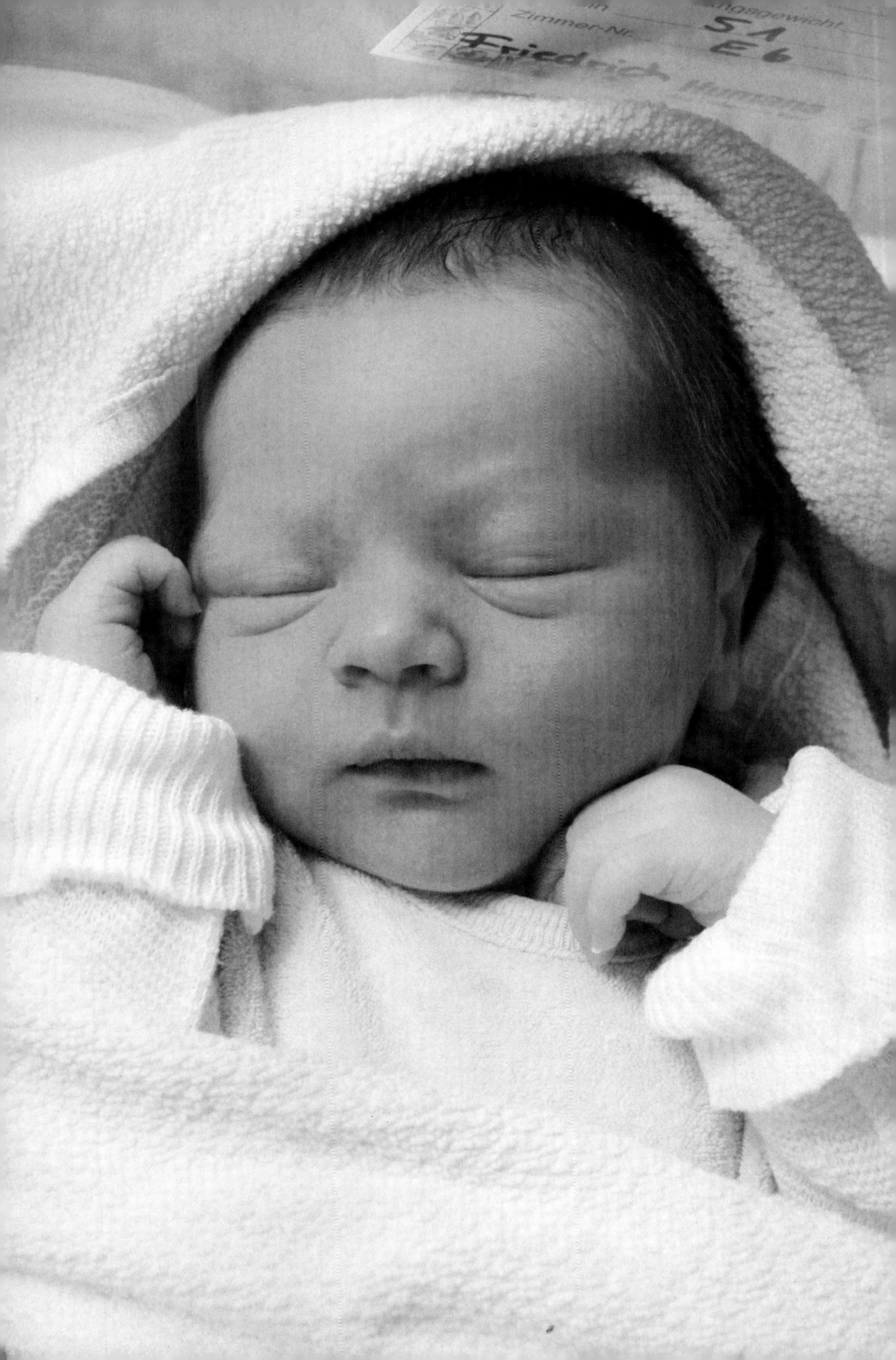
Zimmer-Nr.
51
E6

KAPITEL 7 | *Endlich angekommen: Die Zeit kurz nach der Geburt*

Fragen: Nr. 86 bis 100

86. Was besagen die APGAR-Punkte?

Das von der amerikanischen Narkoseärztin Virginia Apgar entwickelte Punktesystem dient der Zustandsbeurteilung des Neugeborenen. Dazu werden eine, fünf und zehn Minuten nach der Geburt Babys Hautfarbe, Atmung, Herzschlag, Muskelspannung und seine Reflexe mit 0–2 Punkten pro Merkmal beurteilt. Die Summe ist wichtig, um im Bedarfsfall sofort mit entsprechenden Maßnahmen reagieren zu können.

Der erste Gesamtwert liegt meistens bei 9 Punkten, weil Neugeborene eine Minute nach der Geburt noch nicht ganz rosig, sondern eher noch bläulich aussehen.

Ganz wichtig: Die Werte sagen über die zukünftige Entwicklung Ihres Kindes absolut nichts aus. Leistungsmäßiges Wetteifern über die Punkthöhe ist unter frisch gebackenen Eltern zwar leider immer wieder üblich, aber völlig überflüssig.

87. Warum bekommen Neugeborene direkt nach der Geburt bereits Augentropfen? Muss das sein?

Das Einträufeln einer einprozentigen Silbernitratlösung in den Bindehautsack des Neugeborenen, die «Credé'sche Prophylaxe», wird seit dem 19. Jahrhundert durchgeführt, um einer Gonokokkeninfektion (Tripper) am Auge vorzubeugen. Die Keime können von einer infizierten Mutter auf dem Geburtsweg auf das Kind übertragen werden und im schlimmsten Fall zur Erblindung führen.

Die Augentropfen aus «Höllenstein» machen ihrem Namen alle Ehre: Sie brennen höllisch, was für das Baby sehr schmerzhaft ist. Häufig bekommen die Kinder durch die leichte Ätzung anschließend eine Bindehautentzündung. Aufgrund der umfassenden Infektionsdiagnostik in der Schwangerschaftsbetreuung ist die Credé'sche Prophylaxe heute nicht mehr gesetzlich vorgeschrieben. Allerdings besteht eine Verpflichtung zur Aufklärung, die von den Eltern schriftlich bestätigt werden muss.

In manchen Kliniken bekommen Kinder unmittelbar nach der Geburt antibiotische Augentropfen gegen eine andere Form von Keimen, die so genannten Chlamydien, die eine Bindehautentzündung verursachen können. Der Sinn dieser Maßnahme ist jedoch umstritten.

88. Ich möchte unbedingt stillen. Wann darf ich mein Baby nach der Geburt zum ersten Mal anlegen?

Wenn alles normal verlaufen ist, zeigen die meisten gesunden Kinder 20–60 Minuten nach der Geburt das erste Saugbedürfnis, das gilt auch für operativ beendete Geburten. Wenn Routinemaßnahmen wie Wiegen, Messen, Baden o.Ä. warten können, werden die Neugeborenen nicht gestört und finden den Weg zur verheißungsvollen Milchquelle sogar von ganz allein: Der fruchtwasserähnliche Duft der Brustwarze lockt sie nämlich an.

Fragen Sie unbedingt in Ihrer Geburtsklinik nach, wie stillfreundlich man dort ist. Denn das frühe erste Anlegen hat enorme Vorteile für Sie beide:

- Ihre Milchproduktion wird angeregt, und die Menge an kostbarer Vormilch nimmt zu. Diese auch Kolostrum genannte Milch ist für das Neugeborene optimal verdaulich und macht satt, ohne den kleinen Magen zu belasten. Außerdem unterstützt sie durch wertvolle Eiweißstoffe das noch unreife Immunsystem.
- Babys Verdauung kommt schneller in Gang, und der erste Stuhlgang wird rascher ausgeschieden, was einer Neugeborenengelbsucht vorbeugt.
- Sie selbst verlieren weniger Blut, weil sich Ihre Gebärmutter durch das Still- und Wehenhormon Oxytocin gut zusammenzieht. Wenn der Mutterkuchen sich noch nicht gelöst hat, wird durch ein frühes Anlegen die natürliche Geburt der Plazenta unterstützt (s. Frage 72).
- Der Aufbau der Beziehung zwischen Ihnen und Ihrem Kind wird gefördert. Oxytocin wird nämlich auch als «Liebeshormon» bezeichnet. Es hilft uns, uns körperlich und seelisch zu öffnen. Die größte Oxytocinausschüttung haben Frauen beim Orgasmus, bei der Geburt ihres Kindes und beim Stillen. Übrigens: Auch Männer produzieren dieses Hormon. Es baut sich allerdings durch die männlichen Geschlechtshormone schneller wieder ab.

89. Warum bekommen Neugeborene so oft eine Gelbsucht? Ist das gefährlich?

Fast die Hälfte aller Kinder bekommt innerhalb der ersten Lebenswoche eine Neugeborenengelbsucht, auch Hyperbilirubinämie oder Neugeborenenikterus genannt. Sie ist keine entzündliche oder sogar ansteckende Lebererkrankung (wie andere Formen der Gelbsucht), sondern entsteht aus folgendem Grund:

Nach der Geburt werden die im Mutterleib gebildeten roten Blutkörperchen des Kindes abgebaut und gleichzeitig neue gebildet. Beim Zerfall wird der gelbe Blutfarbstoff, das so genannte Bilirubin, freigesetzt, das der Organismus nicht verwerten kann. Normalerweise wird es durch bestimmte Enzyme in der Leber aufbereitet und dann ausgeschieden. Dazu ist die unreife kindliche Leber aber noch nicht vollständig in der Lage. Die Folge: Das Bilirubin tritt ins Blut über, Haut und Augenweiß färben sich gelb, Ihr Kind wird schläfrig und vielleicht sogar etwas trinkfaul.

Abhängig vom Lebensalter des Kindes wird je nach Bilirubin-Konzentration die Ausscheidung mit Hilfe einer Fototherapie (Beleuchtung des Babys mit Licht einer bestimmten Wellenlänge) unterstützt. Bei einem hohen oder verlängerten Anstieg besteht die Gefahr, dass das Bilirubin sich im Gehirn ablagert und dort bleibende Schäden verursacht. Durch das blaue Licht wird der gelbe Blutfarbstoff in der Haut so verändert, dass es vom Körper ausgeschieden werden kann, ohne dass die Leber viel tun muss.

Tipp

Der erste Stuhlgang des Kindes, auch Kindspech oder Mekonium genannt, enthält Bilirubin, das sich während der Schwangerschaft angesammelt hat. Wird das Mekonium nicht rasch ausgeschieden, kann das enthaltene Bilirubin wieder in den Blutkreislauf gelangen und die Blutwerte erhöhen. Zur Vorbeugung legen Sie Ihr Kind möglichst früh zum ersten Mal an die Brust und lassen es die wertvolle Vormilch trinken. Das fördert die Verdauung. Legen Sie Ihr Kind in den ersten Tagen so oft wie möglich in Fensternähe. Tageslicht fördert ebenfalls den Abbau von Bilirubin.

Ihr Kind wird dazu nur mit einer Augenmaske und einer Windel bekleidet in einen Inkubator gelegt und über mehrere Stunden bestrahlt. Zwischen den Bestrahlungen werden Pausen eingelegt, damit wieder neues Bilirubin in die Haut einströmen kann.

90. Ich habe gehört, dass es gar nicht so gut ist, wenn das Baby direkt nach der Geburt gebadet wird. Warum eigentlich nicht?

Bereits ab der 27. Schwangerschaftswoche umhüllt sich das Baby mit einer Art körpereigener Hautschutzcreme, der Käseschmiere (Vernix caseosa). Sie schützt die Haut im Fruchtwasser vor dem Aufweichen und ist eine gute Wärmehülle für das Baby, damit es kurz nach der Geburt nicht so rasch auskühlt. Je reifer ein Kind ist, umso weniger Käseschmiere hat es bei seiner Geburt noch auf der Haut.

Die Käseschmiere ist eine zähe, weiße Substanz, die aus Fetten, Eiweißen und Wasser besteht. Und anders als der Name vermuten ließe, ist sie geruchsneutral. Wird sie nach der Geburt nicht abgewaschen, enthält die Haut des Kindes deutlich mehr Wasser und ist weniger schuppig. Käseschmiere fördert die Wundheilung, reinigt und wirkt gegen Infektionen. Kein Wunder also, dass auch Kosmetik- und Pharmaindustrie langsam entdecken, was Hebammen schon seit Jahrhunderten wissen: Es gibt kein besseres Pflegeprodukt für die Haut. Bisher ist der Industrie die synthetische Herstellung dieses «Wundermittels» allerdings noch nicht gelungen.

91. Kann ich mein Baby auch baden, wenn die Nabelschnur noch nicht abgefallen ist?

Ja, das können Sie. Der Nabelschnurrest darf beim Baden zu Hause ruhig ins Wasser kommen. Die drei Blutgefäße, die durch die Nabelschnur führen, verschließen sich nach der Geburt sehr schnell. Bakterien und andere Keime des häuslichen Umfelds kennt das Immunsystem Ihres Kindes schon durch den Hautkontakt zu Ihnen. Eine Infektion brauchen Sie also nicht zu befürchten. Außerdem wird Ihre Nachsorgehebamme die Nabelabheilung sorgfältig beobachten.

Prinzipiell ist es nicht nötig, Ihr Kind mehr als 1- bis 2-mal pro Woche zu baden, es macht sich ja noch nicht

Tipp

In den ersten Lebenswochen benötigen Sie zum Baden Ihres Kindes noch keine Babywanne, das vorgewärmte Handwaschbecken erfüllt den gleichen Zweck.

schmutzig. Dabei ist es unwichtig, auf welche Weise Sie Ihr Baby baden, solange sein Köpfchen über Wasser bleibt. Die Badetemperatur sollte 37° C betragen und die Raumtemperatur 22–24° C, damit Ihr Baby nicht auskühlt.

Wenn Sie einen Badezusatz verwenden möchten, seien Sie sparsam in der Dosierung und wählen Sie nur hochwertige Naturprodukte ohne synthetische Duftstoffe, Emulgatoren und Konservierungsstoffe, z. B. WELEDA Calendula-Baby-Cremebad.

92. Was ist eigentlich ein Storchenbiss?

Manche Kinder haben im Nacken und im Bereich der Nasenwurzel bzw. an den Augenlidern zwei gegenüberliegende rote Male. Im Volksmund heißt es dann liebevoll, der Storch habe diese Kinder etwas fester im Schnabel getragen. Daher kommt der Name «Storchenbiss».

Medizinisch heißt diese harmlose Hautveränderung «Feuermal» oder «Naevus flammeus». Die völlig flachen Flecken haben meist keine gleichmäßige Farbe, hellrote Stellen wechseln ab mit mehr blauroten Hautpartien. Die Farbe ändert sich bei vermehrter Durchblutung, z. B. beim Schreien und bei höheren Außentemperaturen oder Fieber.

Die oberflächlichen Gefäßerweiterungen bilden sich in der Regel bis spätestens zum Ende des ersten Lebensjahres von alleine zurück. Bei Bedarf lassen sie sich aber auch sehr gut mit einem Laser behandeln. Wenden Sie sich dazu an einen erfahrenen Dermatologen.

93. Meine Schwester hat mir erzählt, dass sie nach der Geburt ihres zweiten Kindes sehr schmerzhafte Nachwehen hatte. Ist das immer so?

Nachwehen treten normalerweise einige Stunden nach der Geburt auf und haben einen wichtigen Sinn. Sie sorgen besonders in den ersten drei Tagen dafür, dass die Gebärmutter sich wieder gut zusammenzieht. So kommt die Blutung aus der Stelle, an der die Plazenta gesessen hat, zum Stillstand, und die Wunde heilt besser ab. Gleichzeitig bildet sich die Größe der Gebärmutter wieder zurück: Bereits zwei Wochen nach der Geburt ist sie nicht mehr über die Bauchdecke zu tasten. Eine enorme Leistung Ihres Körpers, oder?

Da die Muskulatur meistens von Kind zu Kind etwas schlaffer wird, können die Nachwehen bei Mehrgebärenden entsprechend stärker, manchmal auch richtig schmerzhaft sein. Dann hilft ein warmes Kirschkernsäckchen oder eine Wärmflasche, die Sie sich in den Rücken legen. Manchen Frauen tut es gut, sich mit einer Handtuchrolle an der Oberkante der Gebärmutter auf den Bauch zu legen. Oft wird dadurch ein Blutkoagel, das ist geronnenes Blut, das sich im Innern der Gebärmutter vor dem Muttermund angesammelt hat, ausgestoßen. Erschrecken Sie nicht, das ist völlig normal. Die Nachwehen lassen dann oft etwas nach.

Da auch diese Wehen durch das Hormon Oxytocin hervorgerufen werden, können sie sich beim Stillen vorübergehend verstärken. Beim Stillvorgang wird nämlich zusätzlich Oxytocin ausgeschüttet, um den Milchfluss zu unterstützen. Das ist der Grund dafür, warum sich bei stillenden Frauen die Gebärmutter schneller zurückbildet als bei nicht stillenden.

Die meisten Frauen, die diese Zusammenhänge kennen, kommen gut mit ihren Nachwehen klar. Wenn die Schmerzen aber sehr stark sind, gibt es auch eine Reihe naturheilkundiger Maßnahmen zur Linderung. Fragen Sie bei Bedarf Ihre Hebamme.

94. Meine Mutter sagt, der Wochenfluss sei hoch infektiös, und ich dürfe mein Kind nach der Geburt auf keinen Fall mit ins Bett nehmen. Stimmt das?

Diese Ansicht hält sich leider hartnäckig. Sie stammt noch aus der Zeit, als die hygienischen Bedingungen miserabel waren und viele Frauen am «Kindbettfieber» starben.

Der Wochenfluss ist das Wundsekret, das bei der Heilung der Plazentawunde entsteht. Wie jede andere Körperflüssigkeit auch, enthält er, sobald er an die Luft kommt, zahlreiche Keime, die jedoch normalerweise nicht krank machen. Eine normale Körperhygiene ist auch im Intimbereich völlig ausreichend.

Infektiös ist der Wochenfluss nur, wenn er eitrig wird oder bestimmte

Keime enthält. Sie bekommen dann Fieber, eventuell Schmerzen, der Wochenfluss fließt nicht mehr richtig und beginnt sehr unangenehm zu riechen. Die Kontrolle des Wochenflusses gehört übrigens zur Aufgabe der Hebamme im Wochenbett.

Machen Sie sich also keine Sorgen und legen Sie ruhig ausgedehnte Kuschelrunden mit Ihrem Kind im Bett ein – ohne schlechtes Gewissen!

95. Kann ich selbst etwas tun, damit mein Dammschnitt gut verheilt?

Ja, das können Sie: Das Wichtigste ist Ruhe und eine sorgfältige, regelmäßige Dammhygiene. Bereiten Sie sich dazu in einem Spülbecher einen Liter lauwarmes Wasser mit einem Zusatz von 8–10 EL Calendula-Essenz, z. B. von WELEDA, vor, setzen sich auf die Toilette und übergießen Ihre Vulva und den Damm langsam mit der Lösung. Anschließend tupfen Sie sich mit einem sauberen Handtuch trocken und lassen, wenn immer möglich, Licht und Luft an die Wunde. Wechseln Sie Ihre Vorlagen möglichst oft.

Wenn die Naht sehr geschwollen ist, geben Sie einen Teil der Lösung einfach in einen Eiswürfelbehälter und stellen diesen ins Gefrierfach. 2–3 der fertigen Calendula-Eiswürfel wickeln Sie in eine Mullkompresse oder einen sauberen Waschhandschuh, legen dies vor die Naht und decken eine breite Flockenwindel darüber. Bei Bedarf kann die Auflage mehrfach täglich erneuert werden.

Ab dem 3. Tag nach der Geburt können Sie auch kurze Sitzbäder mit einem Zusatz von Kochsalz oder Calendula-, Eichenrinden- oder Arnika-Essenz machen, das ist erfrischend und lindert eventuelle Schmerzen. Am besten fragen Sie Ihre Hebamme, welchen Zusatz sie empfiehlt.

Manchmal entsteht in der Naht ein Bluterguss. Dann geben Sie einen Salbenstrang Arnika-Gel, z. B. von WELEDA, auf eine Vorlage, kühlen diese im Kühlschrank ca. 1 Stunde vor und legen sie auf die Naht.

Achten Sie generell darauf, die Naht nicht zu sehr zu belasten, stillen Sie in den ersten Tagen am besten im Liegen. Benutzen Sie keine der in Kliniken häufig angebotenen Sitzringe. Durch das erhöhte Sitzen kippen Ihre Oberschenkel leicht nach außen, und es entsteht ein leichter Zug an den Wundrändern der Naht.

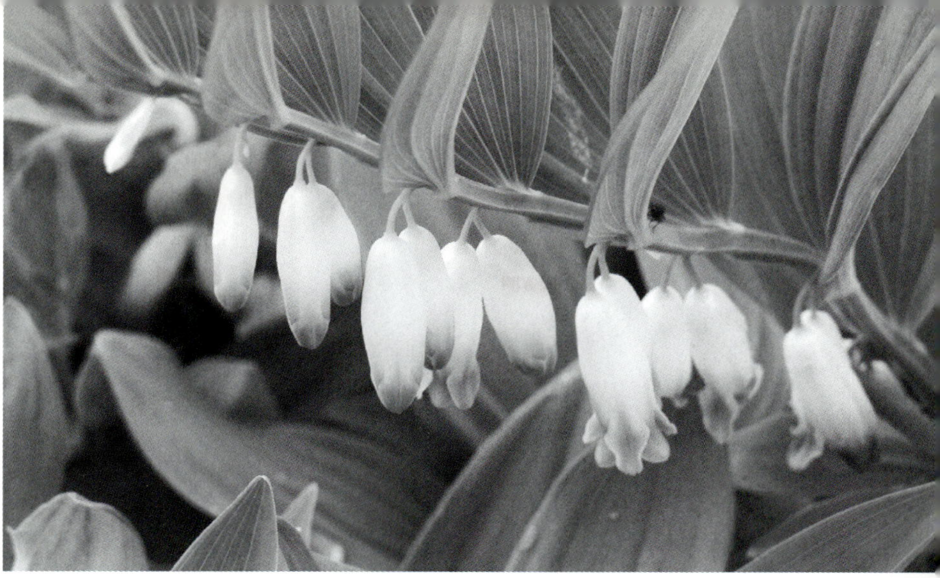

96. Wie kann ich meine Kaiserschnittnarbe pflegen?

Fangen Sie mit der äußerlichen Narbenpflege erst an, wenn die Fäden bzw. Klammern entfernt wurden und die erste Wundheilung abgeschlossen ist. Das ist meistens nach ca. 10–12 Tagen der Fall.

Zu diesem Zweck empfehle ich anfangs gern Polygonatum officinale Salbe, 5 % von WELEDA, die Sie in der Apotheke bekommen. Dieses Arzneimittel aus «Salomonssiegel» (Weißwurz) hilft besonders gut bei Quetschungen und Blutergüssen, wie sie bei Narben oft auftreten. Die Pflanze heißt übrigens so, weil der jährlich neu erscheinende Stängel nach seinem Absterben im Herbst auf dem Wurzelstock eine rundliche, vertiefte Narbe (!) hinterlässt. Diese siegelartigen Höhlungen sind charakteristisch für die Pflanze aus der Familie der Liliengewächse.

Wenn Sie dazu neigen, zu viel Narbengewebe zu bilden, das dann wulstig wird, spricht man von einer «Keloidbildung». Hier hat sich die Pflege mit dem Narben-Gel von WALA sehr bewährt. Auch bei älteren Narben tragen Sie das Gel 1- bis 2-mal täglich messerrückendick auf und massieren es mit den Fingerkuppen unter leichtem Druck von der Mitte zu den Rändern ein, bis es eingezogen ist. Das darf Ihnen aber nicht wehtun.

Zusätzlich können Sie die Wund- und Narbenheilung mit der Einnahme verschiedener homöopathischer Arzneimittel unterstützen. Fragen Sie Ihre Hebamme oder Heilpraktikerin.

97. Wann soll ich mit dem Beckenbodentraining beginnen?

Lassen Sie sich ruhig Zeit. Nach der Geburt ist der Beckenboden traumatisiert, die vielen kleinen Verletzungen und Risse der Muskulatur und des Gewebes müssen erst einmal heilen. Viele Frauen können jetzt ihren Beckenboden kaum wahrnehmen, geschweige denn gezielt anspannen. In den ersten Wochen nach der Geburt reicht es aus, wenn Sie versuchen, sich Ihren Beckenboden wieder ein Stück zurückzuerobern. Nehmen Sie sich z. B. Zeit für Ihren Gang zur Toilette und spüren Sie, wie sich die Schließmuskeln von Harnröhre und After öffnen und schließen. Greifen Sie aber nicht in das natürliche Geschehen ein, indem Sie den Harnstrahl unterbrechen oder den Stuhlgang pressen. Wenn Sie sich körperlich wieder fit fühlen, können Sie mit stärkenden, aber zugleich sanften Übungen beginnen.

TIPP

Viele schöne Anregungen finden Sie in dem Buch «Beckenboden – deine geheime Kraft» von Margarita Klein (s. Literaturtipps).

98. Ab wann kann ich einen Rückbildungskurs besuchen?

Ein guter Zeitpunkt ist gekommen, wenn in Ihrem Alltag mit dem Baby eine gewisse Routine eingekehrt ist und es Sie drängt, wieder einmal etwas für sich selbst zu tun. Das ist bei den meisten Frauen ca. 4–6 Monate nach der Geburt der Fall.

In einem Rückbildungskurs lernen Sie Funktion und Aufbau des Beckenbodens kennen, Sie erspüren und stärken Ihre Beckenbodenmuskulatur und kräftigen Bauch- und Rückenmuskulatur. Sie bekommen wertvolle Tipps für ein beckenbodengerechtes Verhalten im Alltag und bei Bedarf Hilfe bei Funktionsstörungen.

TIPP

Wenn Sie in den ersten 4 Monaten nach der Geburt einen Kurs bei einer Hebamme beginnen und ihn bis zum Ende des 9. Monats abschließen, übernimmt die gesetzliche Krankenkasse die Kosten.

99. Ich möchte so schnell wie möglich wieder fit und in Form sein. Spricht etwas gegen Joggen?

Auch wenn Sie eine leidenschaftliche Joggerin sind, sollten Sie auf jeden Fall noch geraume Zeit damit warten. Ihr Körper hat während Ihrer Schwangerschaft und bei der Geburt Ihres Kindes Höchstleistungen vollbracht und benötigt jetzt noch Zeit, um sich zu regenerieren. Ihre Unterleibsorgane befinden sich noch in der Rückbildung, und auch die Haltekraft Ihres Beckenbodens ist noch nicht wiederhergestellt. Alle Sportarten, die zu Erschütterungen im Unterleibsbereich führen, wie Joggen, Tennisspielen, Trampolinspringen und Ähnliches, sollten Sie unbedingt meiden. Das könnte zu Problemen wie Beckenbodenschwäche, Harn- und Stuhlinkontinenz bis hin zur Gebärmuttersenkung führen.

Beginnen Sie lieber mit sanfter Gymnastik, sechs Wochen später mit Schwimmen oder Radfahren, bis Sie spüren, dass Ihr Beckenboden wieder kräftig und belastbar ist.

100. Wie lange muss ich nach einem Kaiserschnitt warten, bis ich wieder schwanger werden darf?

Eine allgemein gültige Empfehlung gibt es da nicht. Früher riet man, mit einer erneuten Schwangerschaft 2–3 Jahre zu warten. Dies ist aufgrund heutiger Narkose-, Operations- und Nahttechniken nicht mehr notwendig. Die meisten Ärzte empfehlen heute, für einen Zeitraum zwischen einem halben und einem Jahr zu verhüten. Erfahrene Hebammen raten dazu, mit einer erneuten Schwangerschaft genau so lange zu warten, wie die vorherige gedauert hat: 40 Wochen.

Gönnen Sie sich aber auf jeden Fall Zeit, bis Sie sich körperlich und seelisch von der Anstrengung der Operation erholt haben, und setzen Sie sich nicht selbst unter Druck.

Serviceteil

Nützliche Adressen

Arbeitsgemeinschaft
der Gestose Frauen e. V.
Kapellner Straße 67a
47661 Issum
Tel. 0 28 35/26 28
Fax 0 28 35/29 45
Internet www.gestose-frauen.de

babyclub.de
Ganzheitlich orientiertes Internetportal für alle Informationen und Fragen rund um Schwangerschaft, Geburt und Stillzeit, individuelle Hebammensprechstunde mit Expertinnen des Bundes Deutscher Hebammen
Internet www.babyclub.de

Bund Deutscher Hebammen e. V. (BDH)
Gartenstraße 26
76006 Karlsruhe
Tel. 07 21/98 18 90
Fax 07 21/9 81 89 20
Internet www.bdh.de

Bund freiberuflicher Hebammen Deutschlands e. V. (BfHD)
Kasseler Straße 1 a
60486 Frankfurt
Tel. 0 69/79 53 49 71
Fax 0 69/79 53 49 72

Bundesverband allein erziehender Mütter und Väter e. V. (VAMV)
Hasenheide 70
10967 Berlin
Tel. 0 30/6 95 97 86
Fax 0 30/69 59 78 77
Internet www.vamv.de

Bundesverband
«Das frühgeborene Kind» e. V.
Kurhessenstraße 5
60431 Frankfurt/Main
Tel. 0 18 05/87 58 77
Fax 0 18 05/87 58 77
Internet www.fruehgeborene.de

Berufsverband der Yogalehrenden in Deutschland e. V. (BDY)
Jüdenstraße 37
37073 Göttingen
Tel. 05 51/4 88 38 08
Fax 05 51/4 88 38 60
Internet www.yoga.de

Deutsche Liga für das Kind
in Familie und Gesellschaft e. V.
Chausseestraße 17
10115 Berlin
Tel. 0 30/28 59 99 70
Fax 0 30/28 59 99 71
Internet www.liga-kind.de

Gesellschaft für Geburtsvorbereitung,
Familienbildung und
Frauengesundheit (GfG)
Antwerpener Straße 43
13353 Berlin
Tel. 0 30/45 02 69 20
Fax 0 30/45 02 69 21
Internet www.gfg-bv.de

Hess Natur-Textilien GmbH & Co. KG
Marie-Curie-Straße 7
35510 Butzbach
Tel. 0 60 33/9 91-0
Internet www.hess-natur.de

Inka Gebärhocker
Sven Poksiva
Vionville Straße 6
31134 Hildesheim
Tel. 0 51 21/13 41 77
Fax 0 51 21/29 95 11
Internet www.gebaerhocker.de

Nationale Selbsthilfe Kontakt
und Informationsstelle (NAKOS)
Wilmersdorfer Straße 39
10627 Berlin
Tel. 0 30/31 01 89 60
Fax 0 30/31 01 89 70
Internet www.nakos.de

Netzwerk gegen Selektion
durch Pränataldiagnostik beim
Bundesverband für Körper- und
Mehrfachbehinderte e. V. (BVKM)
Brehmstraße 5–7
40239 Düsseldorf
Tel. 02 11/64 00 40
Fax 02 11/6 40 04 20
Internet www.bvkm.de

Netzwerk zur Förderung der Idee der
Geburtshäuser in Deutschland e. V.
Netzwerk Geschäftsstelle
Otto-Fricke-Straße 77
61118 Bad Vilbel
Tel. 0 61 01/82 57 11
Fax 0 61 01/81 32 87
Dienstag und Donnerstag
9:30–12:30 Uhr
Internet www.geburtshaus.de

Stillen Hüllen Pflegen
Inge Heine
Haberschlaiheide 1/121
70794 Filderstadt
Tel. 07 11/77 03 61 21
Internet www.stillen-huellen-pflegen.de

Verein für Mütter und Familienpflege
Zum Bahnhof 28
35394 Gießen-Rödgen
Tel. 06 41/4 22 21
Mobil 01 74/4 70 26 60

Literaturtipps

Bopp, Annette: Kaiserschnitt auf Wunsch. Vorteile, Risiken, Entscheidungshilfen, Reinbek 2003 (rororo Nr. 61466)

Enning, Cornelia: Erlebnis Wassergeburt. Ratgeber für Eltern und Geburtshelfer, Köln 2003 (vgs Verlagsgesellschaft)

Friedrich, Sabine: 100 Fragen: Baby-Schlaf, Reinbek 2004 (rororo Nr. 61717)

Hilsberg, Regina: Schwangerschaft, Geburt und erstes Lebensjahr, Reinbek 2000 (rororo Nr. 60829)

Klein, Margarita: Beckenboden – deine geheime Kraft. Wohlfühlen, entspannen, genießen, Reinbek 2003 (rororo Nr. 61465)

Koopmann, Sabine: 100 Fragen: Stillen, Reinbek 2003 (rororo Nr. 61713)

Mähler, Bettina/Osenbrügge, Karin: Die ersten Wochen mit dem Baby, Reinbek 2002 (rororo Nr. 61704)

Ruhl, Ralf: Kinder machen Männer stark. Vater werden, Vater sein, Reinbek 2000 (rororo Nr. 60584)

Salis, Bettina/Muir, Claudia: Was stillende Mütter essen sollen. Die richtige Ernährung für Mutter und Kind, Reinbek 1997 (rororo Nr. 60321)

Zimmermann, Dorit: Geburtshäuser. Ganzheitliche Geburt als Alternative, München 1998 (C. H. Beck Verlag)

Register

100 und x Fragen, die aus dem Bauch kommen. Mit Herz und Verstand beantwortet im babyclub.de

babyclub.de ist ein Portal für werdende und junge Eltern. Das Besondere daran: der ganzheitliche, ökologisch orientierte Ansatz. Bereits seit 1997 bietet der babyclub.de als damals erstes Babyportal eine online-Sprechstunde an. In der Hebammen-Sprechstunde können sich Eltern mit ihrem persön-

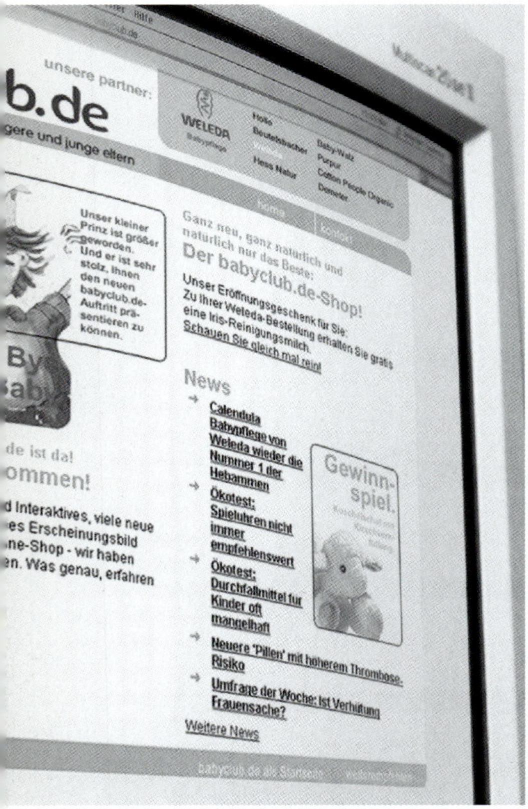

lichen Problem an eine fachkundige Hebamme wenden. Über 7000 Fragen wurden seither gestellt. Deshalb weiß das babyclub.de-Team ganz genau, was werdende und junge Eltern bewegt, welche Themen und Fragen ihnen am Herzen liegen. Zwar liefern Magazine, Zeitschriften und das Internet eine Flut von Informationen, doch durch die muss man sich oft regelrecht hindurchkämpfen.

Dieses Buch bietet Ihnen eine wertvolle Alternative: Es basiert auf persönlichen Fragen von Müttern und Vätern, die öffentlich in der Hebammensprechstunde des babyclub.de gestellt wurden – und deshalb genau die Antworten geben, die Eltern interessieren.

In der Reihe „Mit Kindern leben“ wurden in Kooperation mit dem Rowohlt Verlag und kompetenten Fachautorinnen die häufigsten Fragen aufgegriffen und fachgerecht nach neuesten wissenschaftlichen Erkenntnissen beantwortet.

Sie finden in diesem Buch die 100 wichtigsten Fragen zum Thema „Geburt“ – ein besonderes Ereignis im Leben von jungen Eltern.